新发呼吸道传染病
消毒与感染控制

Disinfection and Infection Control of Emerging Respiratory Infectious Diseases

主　审　付　晨　张流波

主　编　朱仁义　孙晓冬　田　靓

副主编　冯晓刚　吴寰宇　张玉成

U0300402

人民卫生出版社

图书在版编目（CIP）数据

新发呼吸道传染病消毒与感染控制 / 朱仁义，孙晓冬，田靓主编 . —北京：人民卫生出版社，2020.3

ISBN 978-7-117-29833-9

Ⅰ．①新… Ⅱ．①朱…②孙…③田… Ⅲ．①呼吸道感染 – 传染病防治 – 消毒②呼吸道感染 – 传染病防治 – 感染 – 控制 Ⅳ．①R183.3

中国版本图书馆 CIP 数据核字（2020）第 032273 号

人卫智网	**www.ipmph.com**	医学教育、学术、考试、健康，购书智慧智能综合服务平台
人卫官网	**www.pmph.com**	人卫官方资讯发布平台

新发呼吸道传染病消毒与感染控制

主　　编：朱仁义　孙晓冬　田　靓
出版发行：人民卫生出版社（中继线 010-59780011）
地　　址：北京市朝阳区潘家园南里 19 号
邮　　编：100021
E - mail：pmph @ pmph.com
购书热线：010-59787592　010-59787584　010-65264830
印　　刷：北京盛通商印快线网络科技有限公司
经　　销：新华书店
开　　本：710×1000　1/16　印张：10
字　　数：174 千字
版　　次：2020 年 3 月第 1 版　2023 年 4 月第 1 版第 4 次印刷
标准书号：ISBN 978-7-117-29833-9
定　　价：30.00 元
打击盗版举报电话：**010-59787491**　E-mail：**WQ @ pmph.com**
质量问题联系电话：**010-59787234**　E-mail：**zhiliang @ pmph.com**

编　委（按姓氏笔画排序）

　　　王绍鑫　上海市卫生健康委员会监督所

　　　王海健　上海市宝山区疾病预防控制中心

　　　甘和平　上海市卫生健康委员会监督所

　　　田　靓　上海市疾病预防控制中心

　　　付　晨　上海市疾病预防控制中心

　　　冯晓刚　上海市疾病预防控制中心

　　　朱仁义　上海市疾病预防控制中心

　　　江　宁　上海市疾病预防控制中心

　　　孙晓冬　上海市疾病预防控制中心

　　　吴寰宇　上海市疾病预防控制中心

　　　张玉成　上海市疾病预防控制中心

　　　张流波　中国疾病预防控制中心环境与健康相关产品安全所

　　　范俊华　上海市疾病预防控制中心

　　　罗春燕　上海市疾病预防控制中心

　　　季晓帆　上海市疾病预防控制中心

　　　周晓鹏　上海市卫生健康委员会监督所

　　　钱子煜　上海市徐汇区疾病预防控制中心

　　　唐　毅　上海市黄浦区疾病预防控制中心

　　　黄绿斓　上海市疾病预防控制中心

　　　董　晨　上海市疾病预防控制中心

3

前言

　　根据《中华人民共和国传染病防治法》，我国的法定传染病分为甲类、乙类和丙类。甲类传染病是强制管理的传染病，包括鼠疫、霍乱；乙类传染病是严格管理的传染病；丙类传染病是监测管理的传染病。《中华人民共和国传染病防治法》同时规定"对突发原因不明的传染病需要采取本法所称甲类传染病的预防、控制措施的，由国务院卫生行政部门及时报经国务院批准后予以公布、实施"。

　　新发呼吸道传染病是重要的一类"突发原因不明的传染病"，具有基因结构变异大、类型复杂、传播速度快、传播途径多、传染性强、人群普遍易感等特点，一旦发生常常防不胜防，给人民群众的身体健康、社会经济发展，甚至社会稳定带来威胁。

　　传染性非典型肺炎和人感染高致病性禽流感在 2013 年之前均是乙类传染病但采取甲类传染病的预防、控制措施，直至 2013 年 11 月原国家卫生计生委将人感染高致病性禽流感取消甲类管理；2009 年 4 月原卫生部将 H1N1 甲型流感纳入法定传染病乙类管理，采取甲类传染病的预防、控制措施，后于 2013 年 11 月将其从乙类调整为丙类，并解除甲类传染病的预防、控制措施；2013 年 11 月原国家卫生计生委将人感染 H7N9 禽流感纳入法定乙类传染病；2020 年 1 月 20 日，国家卫生健康委员会将新型冠状病毒肺炎纳入法定传染病乙类管理，采取甲类传染病的预防、控制措施。

　　本书以这些曾被按照甲类管理的新发呼吸道传染病应对中的消毒和感染控制为主线，分为 6 篇 35 个部分，包括：基础篇、消毒篇、个人防护篇、重点人群防控篇、重点场所消毒篇和公众篇。"基础篇"介绍了传染性非典型肺炎、人感染高致病性禽流感、H1N1 甲型流感、人感染 H7N9 禽流感、新型冠状病毒肺炎的病原学特点、流行病学特点、临床特点、诊断标准及病例定义；"消毒篇"

介绍了疫情防控期间消毒产品管理要求,常用消毒剂和常用消毒器械的用法、特点和注意事项,常用消毒方法,新发呼吸道传染病终末消毒,以及集中空调使用与消毒要求;"个人防护篇"讲解了感染预防用个人防护用品的执行标准、主要技术指标、主要特点和适用情形,以及穿脱场地和顺序要求;"重点人群防控篇"分别介绍了医疗机构,集中隔离观察点,居家隔离观察,学生和儿童、老年人、孕妇和新生儿防控要点;"重点场所消毒篇"分别介绍了学校、养老机构、家庭、社区、公共场所、公共交通工具、办公场所、工地、农贸集市、商场和超市的消毒技术要点;"公众篇"以群防群控为核心,介绍了洗手与手卫生、咳嗽礼仪,围绕衣食住行,回答公众关心的自我防护、聚餐和就餐、居家隔离与集中隔离、出行与上班等相关问题。

对于新发传染病病原体和所致疾病的认识一直处于不断深入和完善的过程中,本书着重针对新发传染病疫情流行初期,尚未对其充分认识情况下,如何采取迅速、果断的消毒与感染控制措施来控制疫情进行阐述。随着对疾病认识的加深,部分措施需及时做相应调整。同时,由于编写时间仓促,难免有不当之处,请予以指正。

期待本书能为当下投入到新型冠状病毒肺炎疫情防控战争中的专业人员和普通公众提供参考,为打赢这场疫情防控战役尽一份力,也为今后应对突发公共卫生事件和防控新发呼吸道传染病疫情积累经验。

朱仁义　孙晓冬　田　靓

2020 年 2 月

目录

第一篇

基础篇

一、新型冠状病毒肺炎

　　2019 年 12 月以来,湖北省武汉市陆续发现了多例新型冠状病毒肺炎患者,随着疫情的蔓延,我国其他地区及境外也相继发现了此类病例。2020 年 1 月 20 日,国家卫生健康委员会公告(2020 年第 1 号),根据《中华人民共和国传染病防治法》的相关规定,基于目前对新型冠状病毒肺炎的病原、流行病学、临床特征等特点的认识,报国务院批准同意,国家卫生健康委决定将新型冠状病毒肺炎纳入法定传染病乙类管理,采取甲类传染病的预防、控制措施。2020 年 1 月 23 日,浙江省率先启动突发公共卫生事件 Ⅰ 级响应,随后全国 31 个省、直辖市、自治区陆续宣布启动突发公共卫生事件 Ⅰ 级响应。2020 年 2 月 7 日国家卫生健康委将“新型冠状病毒感染的肺炎”暂命名为“新型冠状病毒肺炎”,简称“新冠肺炎”;英文名称为“Novel Coronavirus Pneumonia”,简称“NCP”。2020 年 2 月 11 日世界卫生组织(WHO)宣布,将新型冠状病毒肺炎命名为“COVID-19”(Corona Virus Disease 2019)。2020 年 2 月 21 日国家卫生健康委将“新型冠状病毒肺炎”英文名称修订为“COVID-19”,与 WHO 命名保持一致,中文名称保持不变。

　　把人民群众生命安全和身体健康放在第一位,把疫情防控工作作为当前最重要的工作来抓,党中央发出了全面抗击疫情的总动员令。国家卫生健康委员会组织相关专家制定了《新型冠状病毒感染的肺炎诊疗方案(试行)》和《新型冠状病毒感染的肺炎防控方案》,随着对本次疫情流行病学和病原学认识的不断深入,相关方案在不断更新。本书涉及的相关内容以新型冠状病毒肺炎诊疗方案(试行第六版)》和《新型冠状病毒肺炎防控方案(第五版)》为依据。

（一）病原学特点

冠状病毒，是自然界广泛存在的一大类病毒，也是人畜共患病毒的一大家族，国际病毒学分类委员会将冠状病毒科分为 4 个属，即 α、β、γ 和 δ 属。冠状病毒是单股正链 RNA 病毒，直径 60~220nm。有包膜，包膜上存在棘突，整个病毒像日冕，不同的冠状病毒的棘突有明显的差异。包膜表面有 3 种糖蛋白：刺突蛋白（spike protein，S 蛋白，是受体结合位点、溶细胞作用和主要抗原位点）；包膜蛋白（envelope protein，E 蛋白，较小，与包膜结合的蛋白）；膜蛋白（membrane protein，M 蛋白，负责营养物质的跨膜运输、新生病毒出芽释放与病毒外包膜的形成）。

2019 年的新型冠状病毒是被发现的第 7 种人冠状病毒，2020 年 2 月 11 日国际病毒分类委员会声明，将新型冠状病毒命名为"SARS-CoV-2"。SARS-CoV-2 属于 β 冠状病毒属、Sarbe 亚属。有包膜，颗粒呈圆形或椭圆形，常为多形性，直径 60~140nm。目前研究显示与来自中华菊头蝠（中国马蹄蝠的一种）的蝙蝠 SARS 样冠状病毒（bat severe acute respiratory syndrome-related coronaviruses）最为相似，核苷酸同源性达到 84%，与人类 SARS 病毒的核苷酸同源性达到 78%，与 MERS 病毒的同源性达到约 50%。体外分离培养时，新型冠状病毒 SARS-CoV-2 96 个小时左右即可在人呼吸道上皮细胞内发现，而在 VeroE6 和 Huh-7 细胞系中分离培养需约 6 天。

对冠状病毒理化特性的认识多来自对 SARS 冠状病毒（SARS-CoV）和中东呼吸综合征冠状病毒（MERS-CoV）的研究。冠状病毒以呼吸道传播为主要传播途径，在自然界中各个储存宿主之间相互传播，对各种自然环境因素都具有较高的抵抗力。2020 年 1 月 27 日，中国疾病预防控制中心病毒病预防控制所成功从环境样本中分离到 SARS-CoV-2，进一步证实在华南海鲜市场环境中存在着大量的新型冠状病毒。

由此估计 SARS-CoV-2 在外界环境物品中具有较强的生存能力。对患者生活的环境、可能污染的物品，以及废弃物、污水、排泄物等进行定时清洁与消毒处理是非常必要的。冠状病毒的抵抗力主要受温度、湿度的影响。SARS-CoV-2 是亲脂类病毒，对紫外线和热敏感，56℃ 30 分钟、乙醚、75% 乙醇、含氯消毒剂、过氧乙酸和氯仿等脂溶剂均可有效灭活病毒，氯己定不能有效灭活病毒。

（二）流行病学特点

1. 传染源　目前所见传染源主要是新型冠状病毒感染的患者。无症状感染者(隐形感染者)也可能成为传染源。潜伏期患者和恢复期患者的传染性还有待研究明确。

2. 传播途径　主要通过咳嗽或打喷嚏的飞沫传播和接触传播。多地已经从确诊患者的粪便中检测出新型冠状病毒,存在粪便抽排或通过下水道时形成气溶胶传播风险。在相对封闭的环境中长时间暴露于高浓度气溶胶情况下存在经气溶胶传播的可能。母婴传播等途径有待研究证实。

3. 易感人群　人群普遍易感,各个年龄段的人都可能被感染,其中老年人和患有哮喘、糖尿病、心脏病等基础疾病的人感染病毒的风险可能增加。没有证据表明猫、狗等宠物可以被感染。

新型冠状病毒肺炎患者、隐性感染者的密切接触者是新型冠状病毒感染的高危人群。医护人员和患者家属在治疗、护理、陪护、探望患者时,同患者近距离接触次数多,感染风险高。

(三) 临床特点

不同感染者会出现程度不同的症状,有的只是发热或轻微咳嗽,有的会发展为肺炎,有的则更为严重,甚至死亡。目前已有数据显示,该病毒致死率约为 2%~4%,但这是一个非常早期的百分比,并不意味着它不严重,只是说病毒感染者不一定都会面临最严重的后果。

1. 临床表现　基于目前的流行病学调查,潜伏期一般 1~14 天,多为 3~7天,最长可达 24 天。流行初期基本再生数(R0)为 2.2。

以发热、乏力、干咳为主要表现。少数患者伴有鼻塞、流涕、咽痛和腹泻等症状。轻型患者仅表现为低热、轻微乏力等,无肺炎表现;重症患者多在发病一周后出现呼吸困难和 / 或低氧血症,严重者快速进展为急性呼吸窘迫综合征、脓毒症休克、难以纠正的代谢性酸中毒和出凝血功能障碍及多器官功能衰竭等。值得注意的是重型、危重型患者病程中可为中低热,甚至无明显发热。

从目前收治的病例情况看,多数患者预后良好,少数患者病情危重。老年人和有慢性基础疾病者预后较差。儿童病例症状相对较轻。

2. 实验室检查　发病早期外周血白细胞总数正常或减少,淋巴细胞计数减少;部分患者可出现肝酶、乳酸脱氢酶(LDH)、肌酶和肌红蛋白增高;部分危重者可见肌钙蛋白增高。多数患者 C 反应蛋白(CRP)和血沉升高,降钙素原正常。严重者 D- 二聚体升高,外周血淋巴细胞进行性减少。

在鼻咽拭子、痰、下呼吸道分泌物、血液、粪便等标本中可检测出新型冠状病毒核酸。为提高核酸检测阳性率,建议尽可能留取痰液,实施气管插管患者采集下呼吸道分泌物,标本采集后尽快送检。

3. 胸部影像学　早期呈现多发小斑片影及间质改变,以肺外带明显。进而发展为双肺多发磨玻璃影、浸润影,严重者可出现肺实变,胸腔积液少见。

(四) 病例诊断

1. 疑似病例　结合流行病学史和临床表现综合分析。

(1) 流行病学史

1) 发病前 14 天内有武汉市及周边地区,或其他有病例报告社区的旅行史或居住史;

2) 发病前 14 天内与新型冠状病毒感染者(核酸检测阳性者)有接触史;

3) 发病前 14 天内曾接触过来自武汉市及周边地区,或来自有病例报告社区的发热或有呼吸道症状的患者;

4) 聚集性发病:14 天内在小范围内,如家庭、办公室、学校班级等场所,出现 2 例及以上发热和 / 或呼吸道症状的病例。

(2) 临床表现

1) 发热和 / 或呼吸道症状;

2) 具有新型冠状病毒肺炎影像学特征;

3) 发病早期白细胞总数正常或降低,或淋巴细胞计数减少。

有流行病学史中的任何 1 条,且符合临床表现中任意 2 条。无明确流行病学史的,符合临床表现中的 3 条。

2. 确诊病例　疑似病例,具备以下病原学证据之一者:

1) 实时荧光 RT-PCR 检测新型冠状病毒核酸阳性;

2) 病毒基因测序,与已知的新型冠状病毒高度同源。

3. 无症状感染者　无临床症状,呼吸道等标本新型冠状病毒病原学检测阳性者。主要通过聚集性疫情调查和传染源追踪调查等途径发现。

4. 聚集性疫情　聚集性疫情是指 14 天内在小范围(如一个家庭、一个工地、一个单位等)发现 2 例及以上的确诊病例或无症状感染者,且存在因密切接触导致的人际传播的可能性,或因共同暴露而感染的可能性。

二、传染性非典型肺炎

传染性非典型肺炎,简称"非典",由冠状病毒引起的以肺炎为主要临床表现的呼吸道传染病。2002 年 11 月在中国广东省部分地区出现,经历两个多月的始发期后,扩散到中国大陆 24 个省、自治区、直辖市,波及全球 32 个国家和地区,有超过 8 000 人染病,近 800 人死亡,其中中国(包括香港)的感染和死亡人数最多。WHO 称之为严重急性呼吸综合征(severe acute respiratory syndrome,SARS),将其病原体命名为 SARS 冠状病毒(SARS-CoV)。

(一) 病原学特点

SARS-CoV 属冠状病毒科冠状病毒属,为有包膜病毒,直径多为 60~120nm,包膜上有放射状排列的花瓣样或纤毛状突起,长约 20nm 或更长,基底窄,形似王冠,与经典冠状病毒相似。病毒形态多样,在患者尸体解剖标本切片中也可见到形态多样的病毒颗粒。

SARS-CoV 基因组为单股正链 RNA,由大约 3 万个核苷酸组成,与经典冠状病毒仅有约 60% 的同源性,但基因组的组织形式与其他冠状病毒相似。中国 SARS 分子流行病学协作组结合流行病学与病毒遗传,对 2003 年流行早、中、晚期分离的 63 株毒株遗传进化进行分析,其结果支持人 SARS-CoV 来源于动物的假说。

SARS-CoV 在模拟污染的玻璃片、不锈钢片、塑料片上可以存活至少 2 天,在模拟污染的滤纸片、木片、棉布片、土壤上至少可存活 4~6 小时,在污染的自来水中 2 天仍然保持较强的感染性,在有腹泻患者的粪便中至少能够生存 4 天。SARS-CoV 的一个显著特点是怕热不怕冷,0℃和 4℃至少生存 4 天,甚至多达 21 天,37℃条件下存活不到 4 天,56℃时病毒的生存时间不超过 30 分钟。

病毒对紫外线和温度敏感,随温度升高病毒的抵抗力下降。病毒对有机溶剂敏感,乙醚 4℃条件下作用 24 小时可完全灭活病毒,75% 乙醇作用 5 分钟可使病毒失去活力,含氯消毒剂作用 5 分钟可以灭活病毒。

(二) 流行病学特点

1. 传染源 SARS 患者是最主要的传染源,SARS-CoV 感染以显性感染为主,存在症状不典型的轻型患者,并存在隐性感染者。极少数患者在刚出现症状时即具有传染性。一般情况下传染性随病程而逐渐增强,在发病的第 2 周最具传染力。通常认为症状明显的患者传染性较强,特别是持续高热、频繁咳嗽、出现急性呼吸窘迫综合征时传染性较强,退热后传染性迅速下降。尚未发现潜伏期内患者及治愈出院者有传染他人的证据。

2. 传播途径 近距离呼吸道飞沫传播,即通过与患者近距离接触,吸入患者咳出的含有病毒颗粒的飞沫,是 SARS 经呼吸道传播的主要方式。气溶胶传播被高度怀疑为严重流行疫区的医院和个别社区暴发的传播途径之一。通过身体接触传播是另一种重要的传播途径,是因易感者的手直接或间接接触了患者的分泌物、排泄物及其他被污染的物品,再经手接触口、鼻、眼黏膜致病毒侵入机体而实现的传播。

目前尚不能排除经肠道传播的可能性,已有从患者泪液、汗液等体液中分离出 SARS-CoV 的报道,但其流行病学意义尚不确定。

尚无经过血液途径、性途径传播和垂直传播的流行病学证据。尚无证据表明苍蝇、蚊子、蟑螂等媒介昆虫可以传播。

3. 易感人群　一般认为人群普遍易感,但儿童感染率较低,原因尚不清楚。SARS 症状期患者的密切接触者是 SARS 的高危人群之一。医护人员和患者家属与亲友在治疗、护理、陪护、探望患者时,同患者近距离接触次数多,接触时间长,如果防护措施不到位,很容易感染 SARS。从事 SARS-CoV 相关实验室操作的工作人员和果子狸等野生动物饲养销售的人员,在一定条件下,也是可能被感染的高危人群。

(三) 临床特点

急性起病,以发热为首发症状,偶有畏寒,同时伴有头痛、关节酸痛和全身酸痛、乏力。有明显的呼吸道症状:干咳、少痰,个别患者偶有血丝痰,部分患者出现呼吸加速、气促等上呼吸道病毒感染症状,多数患者症状较轻。

1. 临床表现　潜伏期通常限于 2 周内,一般为 2~10 天。

急性起病,自发病之日起 2~3 周内病情都可处于进展状态。主要有以下三类症状:

(1) 发热及相关症状:常以发热为首发和主要症状,体温一般高于 38℃,常呈持续性高热,可伴有畏寒、头痛、乏力、肌肉和关节酸痛。在早期,使用退热药可有效;进入进展期,通常难以用退热药控制高热。使用糖皮质激素可改变热型。

(2) 呼吸系统症状:咳嗽不多见,表现为干咳,少痰,少数患者出现咽痛。可有胸闷,严重者逐渐出现呼吸加速、气促,甚至呼吸窘迫。常无上呼吸道卡他症状。呼吸困难和低氧血症多见于发病 6~12 天以后。

(3) 其他方面症状:部分患者出现腹泻、恶心、呕吐等消化道症状。

2. 体征　SARS 患者的肺部体征常不明显,部分患者可闻及少许湿啰音,或有肺实变体征。偶有局部叩浊、呼吸音减低等少量胸腔积液的体征。

3. 实验室检查

(1) 外周血象:多数患者白细胞计数在正常范围内,部分患者白细胞计数减低。大多数 SARS 患者淋巴细胞计数绝对值减少,随病程进展呈逐步减低趋势,并有细胞形态学变化。发病后期常容易合并细菌感染,白细胞计数明显升高,中性粒细胞百分比升高。

(2) T 淋巴细胞亚群:CD_3^+、CD_4^+、CD_8^+ 细胞计数减少,其中 CD_4^+ 亚群减少显著。CD_4^+/CD_8^+ 正常或降低。

(3) 其他:部分患者伴有肝功能和肾功能异常,乳酸脱氢酶指数(LDH)、谷氨酸氨基转移酶(ALT)、肌酸激酶(CK)的升高。

4. 胸部影像学 SARS 患者的胸部 X 线和 CT 基本影像表现为磨玻璃密度影和肺实变影。

(四) 病例诊断

SARS 的诊断需要依据病例的流行病学史、临床表现和实验室检测,综合进行判断,确诊病例需要病原学或血清学检测证据,尤其是血清抗体阳转或急性期与恢复期有 4 倍以上增长的证据。为早期及时发现疑似 SARS 病例,医务人员应详细询问患者的流行病学史。

流行病学方面有明确支持证据和从临床或实验室上能够排除其他疾病,是做出临床诊断最重要的支持依据。对于就诊时未能明确流行病学依据者,就诊后应继续进行流行病学追访。

动态观察病情演变(症状、氧合状况、肺部 X 线影像)、抗菌药物治疗效果和 SARS 特异性病原学检测结果,对于诊断具有重要意义。

1. SARS 疑似病例 符合以下任何一项可诊断为 SARS 疑似病例:

(1) 具任一项流行病学史和(三)SARS 的相应临床表现,但尚没有典型肺部 X 线影像学表现者;其中流行病学史指:

1) 发病前 14 天内曾经接触过疑似或临床诊断或实验室确诊 SARS 病例,尤其是与其密切接触。

2) 病例有明确传染他人,尤其是传染多人发病的证据,他人或多人被诊断为疑似或临床或实验确诊 SARS 病例。

3) 发病前 14 天内有与果子狸或相关野生动物的接触史,如曾经到过饲养、贩卖、运输、加工烹饪果子狸或相关野生动物的场所和环境,直接接触过其分泌物和 / 或排泄物等。

4) 从事 SARS-CoV 检测、科研的相关实验室工作人员。

5) 发病前 2 周内居住在或曾到过 SARS 流行的区域(由原卫生部组织专家评估确定)。

(2) 具备(三)SARS 的相应临床表现,有或没有肺部 X 线影像学表现者,任何一种标本经任何一间具备 RT-PCR 检测和生物安全资质的实验室检测阳性。

(3) 具备(三)SARS 的相应临床表现,有或没有肺部 X 线影像学表现者,病例的任何一份血清抗体检测阳性。

2. SARS临床诊断病例　具任一项流行病学史和(三)SARS的相应临床表现,尤其是肺部X线影像学表现,并能排除其他疾病诊断者。

3. SARS确诊病例　具备(三)SARS相应的临床表现及符合以下任何一项者为SARS确诊病例:

(1) 至少需要两种不同部位的临床标本检测阳性(例如血液和鼻咽分泌物或粪便);

(2) 连续收集2天或以上的同一种临床标本送检,检测阳性(例如2份或多份鼻咽分泌物);

(3) 在每一个特定检测中对原始临床标本使用两种不同的方法,或从原始标本重新提取RNA,RT-PCR检测阳性;

(4) SARS-CoV特异性抗原N蛋白检测阳性(以ELSA检测血清或血浆标本中SARS-CoV核衣壳蛋白抗原阳性,重复一次试验,结果仍为阳性);

(5) 平行检测急性期和恢复期血清,抗体阳转;

(6) 平行检测急性期和恢复期血清,抗体滴度升高≥4倍。

三、人感染高致病性禽流感

禽流感是一种由禽流感病毒引起的动物传染病,主要发生在禽,也可发生在哺乳类动物,人偶有散发病例,称为人禽流感(human-avian influenza)。

人禽流感是一种由禽流感病毒中某些亚型病毒的毒株所引起的人急性呼吸道传染病,其临床表现随所感染病毒亚型不同而有所不同。目前能够感染人的禽流感病毒主要有H5、H7、H9亚型中的一些毒株,H7亚型病毒主要引起结膜炎或上呼吸道症状;H9N2亚型病毒所致临床表现与普通流感类似;H5N1亚型病毒所引起的疾病症状重,病死率高。

1997年8月,香港报告了全球首个感染H5N1禽流感病毒死亡的病例,并且这次禽流感疫情中共有18人受到传染,6人死亡,香港杀鸡150万只;2003年2月,香港再次出现H5N1病毒,2人受到传染,1人死亡。随后的数年中,H5N1禽流感在全球蔓延,不断引起人类发病,并推测这一病毒可能通过基因重组或突变演变,转变为能引起人类流感大流行的病毒,成为全球关注的焦点。WHO认为本病可能是对人类存在潜在威胁最大的疾病之一。

(一) 病原学特点

禽流感病毒属正粘病毒科甲型流感病毒属,呈多形性,其中球形直径为

80~120nm,有囊膜。基因组为分节段单股负链 RNA。依据其颗粒表面抗原血凝素(H)和神经氨酸酶(N)蛋白抗原性及其所编码基因特性的不同,目前已发现的 H 有 16 个亚型(H1~H16),N 有 9 个亚型(N1~N9)。

禽流感病毒对外界环境抵抗力较强。在低温环境的粪便中,病毒至少能存活 3 个月。在 22℃水中能存活 4 天,在 0℃水中能存活 30 天以上。65℃加热 30 分钟或 100℃煮沸 2 分钟可灭活。在 pH 为 4.0 的条件下,具有一定的抵抗力。

禽流感病毒对乙醚、氯仿、丙酮等有机溶剂均敏感,常用消毒剂如过氧化氢、过氧乙酸、含氯消毒剂、含溴消毒剂、含碘消毒剂、二氧化氯等均可迅速破坏其感染性。对紫外线敏感,病毒在直射阳光下 40~48 小时即可灭活,如果用紫外线直接照射,可迅速破坏其感染性。

(二) 流行病学特点

1. 传染源　主要为病、死禽和健康携带禽流感病毒的健康禽,尤其是水禽。虽然目前已有猪、虎、豹、猫、海豹、鲸鱼和马等哺乳动物感染禽流感病毒或发病的报道,但至今尚无证据证实,这些动物能将禽流感病毒在自然条件下直接传给人类。

流行病学调查表明存在人与人之间传播的可能,但这种传播是非常有限的,而且病毒的分子生物学证据及血清流行病学调查结果均表明禽流感病毒尚不具备人传人的能力。因此人禽流感患者或隐性感染者作为传染源的意义非常有限。

2. 传播途径　一般认为本病可以通过多种途径传播,如经消化道、呼吸道、皮肤损伤和眼结膜等途径传播。至今成功的人工感染途径有:气溶胶、鼻内、窦内、气管内、口、眼结膜、肌肉内、腹腔内、静脉内、泄殖腔和脑内接种各种不同的流感病毒使易感禽感染。自然条件下传播途径尚未完全弄清,比较倾向于多途径传播,人感染禽流感的主要途径仍为呼吸道传播。

(1) 空气飞沫:病禽或携带流感病毒禽的分泌物或排泄物通过空气飞沫播散。禽类呼吸道分泌物中的禽流感病毒可随飞沫散布在空气中、粪便中的禽流感病毒可随灰尘飞扬被吸入易感者的呼吸道而引起人的感染。

(2) 水源:从飞翔鸭的泄殖腔、水禽的粪便和湖水中分离出禽流感病毒,表明禽流感病毒在水禽中传播,可通过粪便→水→口或口→水→口途径传播。野鸟特别是迁徙的水鸟,在本病的传播上有重要意义。

(3) 密切接触:尚未证实。

(4) 垂直传播:禽流感在禽类传播中的一种方式。

3. **易感人群**　由于禽流感病毒具有较严格的宿主特异性,因此一般认为人对禽流感病毒不易感。目前感染禽流感 H5N1 而发病的年龄范围为 1 岁以下到 80 岁以上。一般认为 12 岁以下儿童、老年人、与家禽尤其是病死禽密切接触人群以及与患者密切接触者(包括医务人员)为感染禽流感病毒的高危人群。

(三) 临床特点

1. **临床表现**　临床表现随所感染病毒亚型不同而有所不同。

(1) H7 亚型病毒的患者:主要表现为结膜炎或上呼吸道卡他症状。

(2) H9N2 亚型病毒的患者:类似人普通流感,通常仅有轻微的上呼吸道感染症状。

(3) H5N1 亚型病毒的患者

1)潜伏期 1~7天,多为 2~4天。患者呈急性起病,早期表现类似普通型流感。主要为发热,体温大多持续在 39℃以上,可伴有流涕、鼻塞、咳嗽、咽痛、头痛、肌肉酸痛和全身不适。部分患者可有恶心、腹痛、腹泻、稀水样便等消化道症状。

2)重症患者一般均为 H5N1 亚型病毒感染,可出现高热不退,病情发展迅速,几乎所有患者都有临床表现明显的肺炎,可出现急性肺损伤、急性呼吸窘迫综合征(ARDS)、肺出血、胸腔积液、全血细胞减少、多脏器功能衰竭、休克及瑞氏(Reye)综合征等多种并发症。可继发细菌感染,发生败血症。

3)外周血象检查可见白细胞总数一般正常或降低。重症患者多有白细胞总数及淋巴细胞减少,并有血小板降低。

4)体征　重症患者可有肺部实变体征。

5)胸部影像学　病初病变形态可为斑片状、大片状、多片的、融合的单侧或双侧肺实变,肺实质渗出阴影浅淡,呈絮状、磨玻璃样密度,重症患者病变进展迅速,1~2 天内范围扩大,密度加深呈肺实变密度,边缘模糊,病变内可见"空气支气管征",病变多表现为两肺弥漫性分布,没有明显的以段或叶划分的特征,相当部分病例演变为"白肺"样改变,可合并胸腔积液。

2. **实验室检测**

(1) 病毒分离:病毒分离阳性并经亚型鉴定确认。

(2) 血清学检查:患者恢复期血清进行红细胞凝集抑制试验;微量中和试验,禽流感病毒(HA)(H5 或 H7 或 H9 等亚型)抗体阳性(HI 抗体或中和抗体效价≥80)(不含≥55 岁者);恢复期血清抗体滴度比急性期血清高 4 倍或以上。

（3）病毒抗原及核酸检测：患者的临床标本检查到人禽流感病毒特异性的核酸或特异的 H 型抗原。

（四）病例诊断

人禽流感病例的诊断需要结合病例的流行病学史、临床表现和实验室检测，综合进行判断。流行病学史是诊断的重要条件，但不是必要条件。确诊病例需要严格的病毒学或血清学检测证据，尤其是恢复期血清抗体滴度比急性期血清高 4 倍或以上的证据。

1. 人禽流感疑似病例　具备以下流行病学史中任何一项，且无其他明确诊断的肺炎病例。

（1）发病前 7 天内，接触过禽，尤其是病禽、死禽（包括野生禽、家禽），或其排泄物、分泌物及 7 天内下的蛋，或暴露于其排泄物、分泌物污染的环境。

（2）发病前 14 天内，曾经到过有活禽交易、宰杀的市场。

（3）发病前 14 天内，与人禽流感疑似、临床诊断或实验室确诊病例有过密切接触，包括与其共同生活、居住，或护理过病例等。

（4）发病前 14 天内，在出现异常病、死禽的地区居住、生活、工作过。

（5）高危职业史：从事饲养、贩卖、屠宰、加工、诊治家禽工作的职业人员；可能暴露于动物和人禽流感病毒或潜在感染性材料的实验室职业人员；未采取严格的个人防护措施，处置动物高致病性禽流感疫情的人员；未采取严格的个人防护措施，诊治、护理人禽流感疑似、临床诊断或实验室确诊病例的医护人员。

2. 人禽流感临床诊断病例　具备以下任何一项者：

（1）具备流行病学史中任何一项加（三）临床表现中任何一项，且符合血清学检查：①患者恢复期血清进行红细胞凝集抑制试验；或②微量中和试验，禽流感病毒（HA）（H5 或 H7 或 H 等亚型）抗体阳性（HI 抗体或中和抗体效价≥80）；或③恢复期血清抗体滴度比急性期血清高 4 倍或以上。

（2）诊断为人禽流感疑似病例，无法进一步获得其临床标本进行实验室确诊，而与其有共同暴露史的其他人已被诊断为人禽流感确诊病例，并且没有其他疾病确定诊断依据者。

3. 人禽流感确诊病例　具备以下任何一项者：

（1）具备（三）临床表现中任一项加病毒分离阳性并经亚型鉴定确认。

（2）具备（三）临床表现中任一项加患者恢复期血清进行红细胞凝集抑制试验；和微量中和试验禽流感病毒（HA）（H5 或 H7 或 H 等亚型）抗体阳性（HI 抗体或中和抗体效价≥80）（不含≥55 岁者）；和恢复期血清抗体滴度比急性期

血清高 4 倍或以上。

（3）具备（三）临床表现中任一项加在患者的临床标本检查到人禽流感病毒特异性的核酸或特异的 H 亚型抗原，并经两个不同实验室所证实。

4. 人禽流感排除病例　具备以下任何一项的人禽流感疑似或临床诊断病例：

（1）患者禽流感病毒分离阴性或病毒抗原及核酸检测阴性、且恢复期血清比急性期血清的抗体滴度没有 4 倍或以上增高；

（2）死亡患者未采集到急性期和恢复期双份血清，尸检肺组织病毒分离阴性或病毒抗原及核酸检测阴性，并经两个不同实验室所证实；

（3）有明确的其他疾病确诊依据。

四、H1N1 甲型流感

2009 年 3 月，墨西哥暴发"人感染猪流感"疫情，并迅速在全球范围内蔓延。WHO 初始将此型流感称为"人感染猪流感"，后将其更名为"甲型 H1N1 流感"。6 月 11 日，WHO 宣布将甲型 H1N1 流感大流行警告级别提升为 6 级，全球进入流感大流行阶段。H1N1 流感为一种新型呼吸道传染病，其病原为新甲型 H1N1 流感病毒株，病毒基因中包含有猪流感、禽流感和人流感三种流感病毒的基因片段。2009 年原卫生部将甲型 HIN1 流感列入乙类传染病，并按甲类传染病管理，直至 2013 年 11 月解除甲类管理。

（一）病原学特点

流感病毒在病毒分类学上属正粘病毒科。常为球形囊膜病毒，直径 80~120nm，丝状体常见于刚分离到的病毒，长度可达数微米。

根据病毒粒核蛋白和膜蛋白抗原特性及其基因特性不同，把流感病毒分为甲、乙、丙三型。由于流感基因组是分节段的，易产生同型不同株间基因重配，尤其人甲型流感病毒 HA 基因能经常不断地发生点突变，导致其编码的 HA 蛋白分子上氨基酸序列发生替换，造成其抗原性不断地发生漂移，每次抗原性漂移常带来不同程度的流感。因此，甲型流感病毒可以引起世界性的流感大流行，自 20 世纪以来，有明确记载并且有病原学依据的世界流感大流行一共有 5 次。

流感病毒在 pH 为 6.5~7.9 时最稳定；不耐热，100℃ 1 分钟或 56℃ 30 分钟可灭活。病毒不耐酸，对日光、紫外线、干燥、酸、乙醚、甲醛、乙醇及常用消毒剂均很敏感。在 0~4℃可存活数周，在 −60℃或冻干条件下可长期保存。

(二) 流行病学特点

1. 传染源　甲型 H1N1 流感患者为主要传染源,无症状感染者也具有传染性。目前尚无动物传染人类的证据。

2. 传播途径　主要通过飞沫经呼吸道传播,也可通过口腔、鼻腔、眼睛等处的黏膜直接或间接接触传播。接触患者的呼吸道分泌物、体液和被病毒污染的物品亦可能引起感染。通过气溶胶经呼吸道传播有待进一步确证。

3. 易感人群　人群普遍易感。

下列人群出现流感样症状后,较易发展为重症病例,应当给予高度重视,尽早进行甲型 H1N1 流感病毒核酸检测及其他必要检查。

(1) 妊娠期妇女;

(2) 伴有以下疾病或状况者:慢性呼吸系统疾病、心血管系统疾病(高血压除外)、肾病、肝病、血液系统疾病、神经系统及神经肌肉疾病、代谢及内分泌系统疾病、免疫功能抑制(包括应用免疫抑制剂或 HIV 感染等致免疫功能低下)、19 岁以下长期服用阿司匹林者;

(3) 肥胖者(体重指数≥40 危险度高,体重指数在 30~39 可能是高危因素);

(4) 年龄 <5 岁的儿童(年龄 <2 岁更易发生严重并发症);

(5) 年龄≥65 岁的老年人。

(三) 临床特点

1. 临床表现　潜伏期一般为 1~7 天,多为 1~3 天。

通常表现为流感样症状,包括发热、咽痛、流涕、鼻塞、咳嗽、咳痰、头痛、全身酸痛、乏力。部分病例出现呕吐和 / 或腹泻。少数病例仅有轻微的上呼吸道症状,无发热。体征主要包括咽部充血和扁桃体肿大。

可发生肺炎等并发症。少数病例病情进展迅速,出现呼吸衰竭、多脏器功能不全或衰竭。可诱发原有基础疾病的加重,呈现相应的临床表现。病情严重者可以导致死亡。

2. 实验室检查

(1) 外周血象检查:白细胞总数一般不高或降低。

(2) 血生化检查:部分病例出现低钾血症,少数病例肌酸激酶(CK)、天门冬氨酸氨基转移酶(AST)、丙氨酸氨基转移酶(ALT)、乳酸脱氢酶升高。

(3) 病原学检查

1) 病毒核酸检测:以 RT-PCR(最好采用 real-time RT-PCR)法检测呼吸道标本(咽拭子、鼻拭子、鼻咽或气管抽取物、痰)中的甲型 H1N1 流感病毒核酸,结果可呈阳性。

2）病毒分离：呼吸道标本中可分离出甲型 H1N1 流感病毒。

3）血清抗体检查：动态检测双份血清甲型 H1N1 流感病毒特异性抗体水平呈 4 倍或 4 倍以上升高。

3. 胸部影像学　合并肺炎时肺内可见片状阴影。

（四）病例诊断

诊断主要结合流行病学史、临床表现和病原学检查，早发现、早诊断是防控与有效治疗的关键。

1. 疑似病例　符合下列情况之一即可诊断为疑似病例：

（1）发病前 7 天内与传染期甲型 H1N1 流感确诊病例有密切接触，并出现流感样临床表现。密切接触是指在未采取有效防护的情况下，诊治、照看传染期甲型 H1N1 流感患者；与患者共同生活；接触过患者的呼吸道分泌物、体液等。

（2）发病前 7 天内曾到过甲型 H1N1 流感流行（出现病毒的持续人间传播和基于社区水平的流行和暴发）的地区，出现流感样临床表现。

（3）出现流感样临床表现，甲型流感病毒检测阳性，尚未进一步检测病毒亚型。

2. 临床诊断病例　仅限于以下情况作出临床诊断：同一起甲型 H1N1 流感暴发疫情中，未经实验室确诊的流感样症状病例，在排除其他致流感样症状疾病时，可诊断为临床诊断病例。

甲型 H1N1 流感暴发是指一个地区或单位短时间出现异常增多的流感样病例，经实验室检测确认为甲型 H1N1 流感疫情。

3. 确诊病例　出现流感样临床表现，同时有以下一种或几种实验室检测结果：

（1）甲型 H1N1 流感病毒核酸检测阳性（可采用 real-time RT-PCR 和 RT-PCR 方法）；

（2）分离到甲型 H1N1 流感病毒；

（3）双份血清甲型 H1N1 流感病毒的特异性抗体水平呈 4 倍或 4 倍以上升高。

4. 出现以下情况之一者为重症病例

（1）持续高热 >3 天，伴有剧烈咳嗽，咳脓痰、血痰，或胸痛；

（2）呼吸频率快，呼吸困难，口唇发绀；

（3）神志改变：反应迟钝、嗜睡、躁动、惊厥等；

（4）严重呕吐、腹泻，出现脱水表现；

（5）合并肺炎；

（6）原有基础疾病明显加重。

5. 出现以下情况之一者为危重病例

（1）呼吸衰竭；

（2）感染中毒性休克；

（3）多脏器功能不全；

（4）出现其他需进行监护治疗的严重临床情况。

五、人感染 H7N9 禽流感

H7N9 型禽流感是一种新型禽流感，于 2013 年 3 月底在上海和安徽两地被率先发现。被该病毒感染的患者均在早期出现发热等症状，2013 年 4 月经调查，H7N9 禽流感病毒基因来自东亚地区野鸟和中国上海、浙江、江苏鸡群的基因重配。截至 2015 年 1 月 10 日，全国确诊 134 人，37 人死亡，76 人痊愈。病例分布于北京、上海、江苏、浙江、安徽、山东、河南、台湾、福建、东莞、汕尾等地。2016 年 12 月起，我国人感染 H7N9 禽流感病例数急速上升。据原国家卫生计生委疾病预防控制局发布的数据，仅 2017 年 1 月，全国共报告人感染 H7N9 禽流感发病数 192 例，死亡者 79 人。WHO 总干事陈冯富珍也指出，自 2013 年起，中国报告出现季节性人感染 H7N9 禽流感病例已逾 1 000 例。

（一）病原学特点

流感病毒属正粘病毒科，病毒颗粒呈多形性，其中球形直径 80~120nm，有囊膜。基因组为分节段单股负链 RNA。H7N9 禽流感病毒为新型重配病毒，其内部基因来自于两个不同源的 H9N2 禽流感病毒。与 H5N1 禽流感病毒不同，H7N9 禽流感病毒对禽类的致病力很弱，在禽类间易于传播且难以发现，增加了人感染的风险。

禽流感病毒普遍对热敏感，对低温抵抗力较强，65℃加热 30 分钟或 100℃煮沸 2 分钟以上可灭活。病毒在较低温度粪便中可存活 1 周，在 4℃水中可存活 1 个月，对酸性环境有一定抵抗力，在 pH 为 4.0 的条件下也具有一定的存活能力。在有甘油存在的情况下可保持活力 1 年以上。

禽流感病毒对乙醚、氯仿、丙酮等有机溶剂均敏感，常用消毒剂如过氧化氢、过氧乙酸、含氯消毒剂、含溴消毒剂、含碘消毒剂、二氧化氯等均可迅速破坏其感染性。对紫外线敏感，病毒在直射阳光下 40~48 小时即可灭活，如果用紫外线直接照射,可迅速破坏其感染性。

(二) 流行病学特点

1. 传染源   为携带 H7N9 禽流感病毒的禽类。目前,大部分为散发病例,有数起家庭聚集性发病,尚无持续人际间传播的证据。应警惕医院感染的发生。

2. 传播途径   呼吸道传播或密切接触感染禽类的分泌物或排泄物而获得感染;或通过接触病毒污染的环境感染。

3. 易感人群   在发病前 10 天内接触过禽类或者到过活禽市场者,特别是中老年人。

(三) 临床特点

1. 临床表现   根据流感的潜伏期及现有 H7N9 禽流感病毒感染病例的调查结果,潜伏期一般为 7 天以内,有的长达 10 天。

肺炎为主要临床表现,患者常出现发热、咳嗽、咳痰,可伴有头痛、肌肉酸痛、腹泻或呕吐等症状。重症患者病情发展迅速,多在发病 3~7 天出现重症肺炎,体温大多持续在 39℃ 以上,出现呼吸困难,可伴有咳血痰。常快速进展为急性呼吸窘迫综合征、脓毒性休克和多脏器功能衰退。少数患者可为轻症,仅表现为发热伴上呼吸道感染症状。

2. 实验室检查

(1) 血常规:早期白细胞总数一般不高或降低。重症患者淋巴细胞、血小板减少。

(2) 血生化检查:多有 C 反应蛋白、乳酸脱氢酶、肌酸激酶(CK)、天门冬氨酸氨基转移酶(AST)、丙氨酸氨基转移酶(ALT)升高,肌红蛋白可升高。

(3) 病原学及相关检测:采集呼吸道标本(如鼻咽分泌物、痰、气道吸出物、支气管肺泡灌洗液)送检,下呼吸道标本检测阳性率高于上呼吸道标本。标本留取后应及时送检。

1) 核酸检测:对可疑人感染 H7N9 禽流感病例宜首选核酸检测。对重症病例应定期检测呼吸道分泌物核酸,直至阴转。

2) 甲型流感病毒通用型抗原检测:呼吸道标本甲型流感病毒通用型抗原快速检测 H7N9 禽流感病毒阳性率低。对高度怀疑人感染 H7N9 禽流感病例,应尽快送检呼吸道标本检测核酸。

3) 病毒分离:从患者呼吸道标本中分离 H7N9 禽流感病毒。

4) 血清学检测:动态检测急性期和恢复期双份血清 H7N9 禽流感病毒特异性抗体水平呈 4 倍或以上升高。

3. 胸部影像学 发生肺炎的患者肺内出现片状阴影。重症患者病变进展迅速,常呈双肺多发磨玻璃影及肺实变影像,可合并少量胸腔积液。发生急性呼吸窘迫综合征时,病变分布广泛。

(四)病例诊断

1. 疑似病例 符合流行病学史和临床表现,尚无病原学检测结果。流行病学史包括:发病前 10 天内有接触禽类及其分泌物、排泄物,或者到过活禽市场,或者与人感染 H7N9 禽流感病例有密切接触史。

2. 确诊病例 有(三)临床表现和病原学检测阳性。

3. 重症病例 符合下列 1 项主要标准或≥3 项次要标准者可诊断为重症病例。

(1)主要标准:①需要气管插管行机械通气治疗;②脓毒性休克经积极液体复苏后仍需要血管活性药物治疗。

(2)次要标准:①呼吸频率≥30 次 / 分;②氧合指数≤250mmHg(1mmHg=0.133kPa);③多肺叶浸润;④意识障碍和 / 或定向障碍;⑤血尿素氮≥7.14mmol/L;⑥收缩压 <90mmHg,需要积极的液体复苏。

第二篇

消毒篇

一、消毒产品管理要求

（一）我国消毒产品管理一般要求

消毒产品属于健康相关产品，根据《消毒管理办法》《消毒产品分类目录》及相关文件的规定，消毒产品包含卫生用品、消毒剂、消毒器械三大类产品。为了保证消毒产品的卫生质量，保障人们的身体健康，国家制定了一系列法律法规规范消毒产品的生产经营和使用。在卫生法律法规中与消毒产品关系较为密切的有《中华人民共和国传染病防治法》《消毒管理办法》等。2004年8月28日第十届全国人民代表大会常务委员会第十一次会议修订的《中华人民共和国传染病防治法》对消毒产品的卫生质量、卫生许可制度、监督职责、法律责任等做了规定。《消毒管理办法》是国家卫生健康委员会（原卫生部）颁布的部门规章，是消毒产品卫生管理的基本法规，也是《中华人民共和国传染病防治法》的配套法规之一。

根据《消毒管理办法》《消毒产品卫生安全评价规定》（国卫监督发〔2014〕36号）及相关文件规定，目前国家对消毒产品的监督管理模式包括：对生产企业实施卫生许可制度；对利用新材料、新工艺技术和新杀菌原理（简称"三新"）生产的消毒剂和消毒器械颁发新消毒产品卫生许可批件；对抗（抑）菌制剂和除"三新"以外的消毒剂、消毒器械实施上市前卫生安全评价。由卫生行政部门负责生产、经营、使用单位的消毒产品卫生质量监督管理。

1. 消毒产品的卫生许可制度

（1）消毒产品生产企业卫生许可：根据《消毒管理办法》《消毒产品生产企业卫生许可规定》规定，生产企业应当取得省级卫生行政部门颁发的《消毒产品生产企业卫生许可证》。许可证有效期为四年。

(2)"三新"消毒产品的卫生许可:利用新材料、新工艺技术和新杀菌原理生产的消毒剂和消毒器械应当取得国家颁发的新消毒产品卫生许可批件。其中,新材料指未列入消毒剂原料有效成分清单,未列入《中华人民共和国药典》中消毒防腐类,未列入现行国家卫生标准、规范的成分;新工艺技术指生产技术参数和 / 或工艺流程的改变,导致消毒剂和消毒器械的有效性、安全性和环境适应性等同或优于常规产品的生产加工技术;新杀菌原理指未列入消毒因子及其相应消毒器械清单、指示物清单,以物理、化学、生物消毒因子或相互协同作用产生的杀菌原理及其指示物。判定是否为"三新"消毒产品的文件为《利用新材料、新工艺技术和新杀菌原理生产消毒剂和消毒器械的判定依据》。

2. 消毒产品分类管理　消毒产品包括消毒剂、消毒器械、卫生用品等,产品种类繁多,存在的风险不尽相同,因此,国家对消毒产品实施分类管理,按照产品的用途、使用对象确定风险程度,分别给予不同的监督力度。根据风险程度大小,分为第一类、第二类、第三类,具体对应的风险程度和产品种类如下:

(1) 第一类:较高风险。包括用于医疗器械的高水平消毒剂和消毒器械、灭菌剂和灭菌器械、皮肤黏膜消毒剂,生物指示物和灭菌效果化学指示物。

(2) 第二类:中度风险。除第一类产品外的消毒剂、消毒器械,以及抗(抑)菌制剂。

(3) 第三类:较低风险。除抗(抑)菌制剂外的卫生用品。

如果同一个消毒产品涉及不同类别时,以较高风险类别进行管理。

3. 消毒产品卫生安全评价

(1) 定义:消毒产品卫生安全评价是指在首次上市前,产品责任单位对除"三新"以外的第一类、第二类产品的标签说明书、检验报告、企业标准或质量标准、产品配方 / 结构等是否符合国家法规标准进行全面的卫生质量评估,形成卫生安全评价报告,评估合格后可上市销售。卫生安全评价由产品责任方自行完成,是在产品上市之前进行的卫生质量自查。

产品责任单位是指依法承担因产品缺陷而致他人人身伤害或财产损失赔偿责任的单位或个人。国产产品责任单位为生产企业,委托生产加工时,特指委托方。进口产品的责任单位为在华责任单位。

(2) 卫生安全评价报告内容:卫生安全评价报告包括封面、基本情况和附件。其中封面、基本情况均有法定格式要求,详见《消毒产品卫生安全评价技术要求》(WS 628-2018)。附件包括以下内容:产品标签(铭牌)、说明书;检验报告(含结论);企业标准或质量标准;产品配方(消毒剂、生物指示物、化学指示物、带有灭菌标识的灭菌物品包装物、抗(抑)菌制剂);主要元器件、结构图(消毒器械);国产产品生产企业卫生许可证;进口产品生产国(地区)允许生产销售的证明文件及报关单。

以上是产品责任单位在产品首次上市前须完成的卫生安全评价报告包含的资料。经营、使用单位在履行索证职责时,无须向产品责任单位索取产品配方/主要元器件、结构图、企业标准或质量标准,检验报告也仅需结论页即可。

(3) 卫生安全评价报告备案:第一类、第二类消毒产品经过卫生安全评价合格,在首次上市时,产品责任单位需要将卫生安全评价报告向所在地省级卫生行政部门备案。省级卫生行政部门对卫生安全评价报告进行形式审查,仅审查评价报告的资料是否齐全,资料齐全的予以备案并在网站上公示。已备案的消毒产品信息可在全国消毒产品网上备案信息服务平台(网址:https://credit.jdzx.net.cn/xdcp)查询,或关注微信公众号"国家卫生计生信用信息服务公众号"在微信上查询。

(4) 卫生安全评价报告的查验:经营单位、使用单位在索取卫生安全评价报告后还须对材料进行查验,重点查看评价报告中的产品名称、责任单位、生产企业卫生许可相关信息等是否与实际产品标签说明书上标注的内容一致。重点核查内容如下:

1) 产品名称:卫生安全评价报告各项资料上的产品名称必须完全一致,包括品牌名,如有特殊情况需由责任单位附书面情况说明。

2) 责任单位/实际生产企业名称:卫生安全评价报告填写的责任单位名称、实际生产企业名称、生产地址、卫生许可证号应和产品标签说明书上标注的完全一致,如有单位名称的变更需由责任单位附书面情况说明。

3) 产品在许可类别内:采购产品应在卫生许可证核准的生产范围内,重点查看生产类别,如超出范围的,视为无生产企业卫生许可证的产品。

4) 检验报告项目:产品的检验项目应符合《消毒产品卫生安全评价技术要求》(WS 628-2018)的规定,可参考《国家卫生健康委办公厅关于全国消毒产品网上备案信息服务平台上线的通知》(国卫办监督函〔2018〕864号)的附表2消毒产品备案检验项目清单。

5) 标签说明书宣传内容:查看产品的标签说明书是否出现禁止标注内容,夸大宣传疗效等;使用范围、使用方法、抑杀微生物类别是否有检验报告;是否符合《消毒产品标签说明书管理规范》的要求。

(二) 部分消毒剂在疫情防控期间紧急上市的要求

由于 COVID-19 疫情形势严峻,部分地区出现消毒剂供应紧张问题。为保障全国消毒剂的有效供给,2020 年 2 月 4 日下发《国家卫生健康委办公厅关于部分消毒剂在新型冠状病毒感染的肺炎疫情防控期间紧急上市的通知》(国卫办监督函〔2020〕99 号),提出部分消毒剂在 COVID-19 疫情防控期间紧急上市的要求。

1. 紧急上市的醇类消毒剂在产品责任单位检测(或委托检测)含量合格后可上市销售使用,醇类手消毒剂醇类有效成分浓度 >60%(V/V),其他乙醇消毒液原料应当符合《乙醇消毒剂卫生要求》(GB 26373-2010)且乙醇含量为 70%~80%(V/V)。

2. 紧急上市的含氯消毒剂、二氧化氯消毒剂、过氧乙酸消毒剂,在产品责任单位检测(或委托检测)有效成分含量和 pH 符合相关卫生标准后,可上市销售使用。84 消毒液有效期限定为 3 个月(有稳定性检测报告的除外)。

3. 已备案上市的消毒剂,产品责任单位因扩大其生产规模而增加生产线、生产车间或生产地点的,在产品责任单位检测(或委托检测)消毒剂有效成分含量和 pH 符合相关卫生标准后,可上市销售使用。

上述紧急上市消毒剂的国内生产企业应当取得消毒产品生产企业卫生许可证。在产品上市销售前,应当及时向属地消毒产品备案部门提交消毒剂标签说明书和产品质量安全承诺书(附消毒剂有效成分含量和 pH 检测合格报告)。与已备案产品同类的进口消毒剂,在华责任单位向属地消毒产品备案部门提交产品质量安全承诺书(附国外产品上市证明文件和检验报告)后,可先行上市销售使用。

上述紧急上市消毒剂在上市销售使用的同时,产品责任单位应当按照《消毒产品卫生安全评价技术要求》(WS 628-2018)的检验项目进行检测,并按规定进行备案。COVID-19 疫情防控应急响应结束后,产品责任单位未完成检验和备案的,应当立即停止生产销售上述紧急上市消毒剂。有继续生产销售意愿的,应当按照原有正常程序办理相关手续,否则将按照《中华人民共和国传染病防治法》《消毒管理办法》等有关规定严肃查处。

二、常用消毒剂

流感病毒和冠状病毒属于有包膜的亲脂类病毒。按照人类已认知的所有微生物对消毒处理的抵抗力大小,有包膜的病毒属于容易杀灭的微生物。大部分批准上市的消毒剂、消毒器械、物理消毒方法,都能够有效杀灭流感病毒和冠状病毒。常用的消毒剂有:乙醇消毒剂、含氯(溴)消毒剂、二氧化氯、过氧化氢、过氧乙酸、含碘类消毒剂和部分季铵盐类消毒剂。

（一）乙醇

乙醇是应对新发呼吸道传染病时常用的消毒剂之一，也是使用历史最悠久的防腐剂，俗称"酒精"。无色透明液体，易燃、易挥发，忌明火；广谱、中水平消毒剂，可快速、有效杀灭流感病毒和冠状病毒；对金属无腐蚀，对物品损害小，对黏膜有刺激性，受有机物影响大；是良好的溶剂，能与水、甘油、乙醚和三氯甲烷以任何比例混合；对其他消毒剂如戊二醛、碘伏、洗必泰等有增效或协同作用。

1. 常规消毒对象及使用浓度 对新发呼吸道传染病消毒时，乙醇主要用于手及皮肤消毒，也可用于体温计、血压计等医疗器具、精密仪器的表面消毒和较小物体表面的消毒，不宜用于空气消毒和医疗器械的浸泡消毒。可用于皮肤消毒脱碘，或与其他消毒剂复配使用。用于消毒的浓度一般为 70%~80%（v/v），含醇手消毒剂 >60%（v/v）。

（1）卫生手消毒：均匀喷于或涂擦于手部 1~2 遍，作用 1 分钟。

（2）外科手消毒：擦拭 2 遍，作用 3 分钟。

（3）皮肤消毒：涂擦于皮肤表面 2 遍，作用 3 分钟。

（4）物体表面消毒：擦拭物体表面 2 遍，作用 3 分钟。

（5）体温计消毒：将体温计完全浸泡于消毒剂中，作用 30 分钟。

2. 注意事项

（1）75% 乙醇消毒液火灾危险性属于甲类，易燃，应置于阴凉、干燥、通风处避光保存。应置于儿童不易触及处。

（2）使用时远离火源。室内应采取擦拭方法进行消毒。不应往身上喷洒酒精。

（3）外用消毒液，不能口服。对酒精过敏者谨慎使用。

（4）不宜用于脂溶性物体表面的消毒，不可用于空气消毒。

（5）如单一使用乙醇进行手消毒，建议消毒后使用护手霜。

（二）含氯消毒剂

含氯消毒剂是指能溶于水产生次氯酸的消毒剂。用"有效氯"这一指标衡量其氧化能力。常见含氯消毒剂包括次氯酸钠、次氯酸钙、次氯酸、二氯异氰尿酸钠、三氯异氰尿酸、二氯海因等。

含氯消毒剂是常见消毒剂之一，因为方便、价廉，也是应对新发呼吸道传染病时应用最广泛的消毒剂之一。属于高水平消毒剂，可杀灭包括细菌芽孢在内的各种微生物。但有刺激性气味、腐蚀性、漂白作用和对消毒物品的损害性等缺点,过量使用还会对环境造成污染。

1. 种类

(1)次氯酸钠:能与水相混溶,稀释液不稳定,有效氯降低很快,84 消毒液依据产品说明书,常见为 2%~5%。

(2)次氯酸钙:又称漂白粉、漂白粉精,漂白粉有效氯含量为≥20%、漂白粉精有效氯含量为 56%~60%。能溶于水,溶液易浑浊,有大量残渣。水溶液稳定性差,遇日光、热、潮湿等分解加快。

(3)次氯酸水:指原液中含有稳定次氯酸分子的水溶液,是一种新型、高水平消毒剂,气味较淡,有效氯含量一般在 50~200mg/L,pH 为 4.0~6.8,氧化还原电位在 1 040mV 以上。在室温、密闭、避光的环境中稳定性较好。

(4)二氯异氰尿酸钠:有效氯含量≥55%,常用于预防性消毒和疫源地消毒,在医院内主要用于环境和诊疗用品的消毒。剂型有片剂、粉剂和颗粒剂。固体制剂较稳定,水溶液的稳定性差。

(5)三氯异氰尿酸:常用于游泳池水和医院污水的消毒。剂型有片剂(泡腾片和缓释片)、粉剂和颗粒剂。泡腾片每片含有效氯量为 250mg、500mg 或 1 000mg,最常用的为 500mg;缓释片剂通常有效氯含量占 88%;粉剂和颗粒剂的有效氯含量占 10%~90%,常见的占 20%。

(6)二氯海因:白色结晶或结晶体粉末,有类似漂白粉气味。可溶于大部分有机溶剂与浓硫酸,在水中溶解度较小。有效氯含量为 60%~70%,干燥结晶储存较稳定。

2. 常规消毒对象及使用浓度 对新发呼吸道传染病消毒时,一般含氯消毒剂适用于医疗卫生机构、公共场所和家庭的一般物体表面(如桌椅、床头柜、卫生洁具、门窗把手、楼梯扶手、公交车座椅、把手和玩具等表面)、医疗器械、医疗废物、食饮具、织物、果蔬和水等的消毒,也适用于疫源地各种污染物,如分泌物、排泄物、垃圾等的消毒处理。除次氯酸水之外,不适用于空气、手、皮肤和黏膜的消毒。次氯酸水除上述用途外,可以用于室内空气、手、皮肤、黏膜以及二次供水设备表面的消毒。

含氯消毒剂使用时应现用现配,具体使用方法按照产品说明书进行。根据消毒物品的特点,可采用喷洒、浸泡、擦拭和冲洗等消毒方法。

(1)一般物体表面:预防性消毒时可采用有效氯浓度为 250~500mg/L 的消毒液,对各类清洁物体表面擦拭、浸泡、喷洒消毒,作用 10~30 分钟。对传染病病原体污染的物体表面可采用有效氯浓度为 1 000~2 000mg/L 的消毒液,擦拭、浸泡、喷洒消毒 10~30 分钟;物体表面有血液、黏液等有机物等污染时,可提高消毒液有效氯浓度至 2 000~10 000mg/L。

（2）餐饮具：预防性消毒不推荐使用。传染病患者使用后的餐饮具，可在清洁的基础上采用有效氯浓度为 500mg/L 的消毒液浸泡消毒，作用 20 分钟，消毒后用清水将残留的消毒剂冲洗干净。

（3）织物：预防性消毒时可采用有效氯浓度为 250~400mg/L 的消毒液将织物全部浸没，作用 20 分钟，消毒后用清水将残留的消毒剂冲洗干净。对传染病病原体污染的织物消毒，可采用有效氯浓度为 500mg/L 的消毒液将织物全部浸没，作用 30 分钟，消毒后用清水将残留的消毒剂冲洗干净。

（4）果蔬：预防性消毒时，将果蔬先洗净，再用有效氯浓度为 100~200mg/L 的消毒液浸泡、冲洗消毒，作用 10 分钟，消毒后用清水将残留的消毒剂冲洗干净。

（5）分泌物与排泄物：患者稀薄的分泌物和/或排泄物，每 2 000ml 可加漂白粉 50g 或有效氯浓度为 20 000mg/L 的消毒剂溶液 2 000ml（新型冠状病毒肺炎患者的排泄物、呕吐物，每 2 000ml 可加漂白粉 100g 或含有效氯（溴）20 000mg/L 消毒剂溶液 4 000ml）；黏稠的分泌物和/或排泄物可采用有效氯浓度为 50 000mg/L 的消毒液，按照 2 份消毒液、1 份分泌物和/或排泄物，混合搅拌后静置 120 分钟以上。

（6）水：每立方米水中加入适量含氯消毒剂（约 0.5~1.0g），保持 30 分钟后余氯为 0.3~0.5mg/L。若为饮用水消毒，消毒后的水质需达到饮用水标准。

（7）空气：一般而言，除次氯酸水外，其他含消毒剂不可用于空气消毒。清除污染源，关闭门窗，在无人情况下，采用有效浓度为 100mg/L 的次氯酸水溶液，配合专用气溶胶雾化器，将原液按 10~20ml/m³ 的用量，喷雾消毒，作用 30 分钟，即可投入使用。

（8）手：一般而言，除次氯酸水外，其他含氯消毒剂不可用于手消毒。采用有效浓度为 150mg/L 的次氯酸水溶液。卫生手消毒：取足量消毒剂，使之完全覆盖或浸没待消毒部位，作用 1 分钟；外科手消毒：外科洗手后，取适量的消毒剂均匀涂布于双手、前臂和上臂下 1/3 的皮肤，作用 3 分钟。

（9）皮肤和黏膜：一般而言，除次氯酸水外，其他含氯消毒剂不可用于皮肤和黏膜消毒。采用有效浓度为 100mg/L 的次氯酸水溶液，向待消毒部位喷洒至均匀覆盖；或用浸透消毒液的无菌棉签或纱布擦拭。

3. 注意事项

（1）外用消毒剂，不得口服。置于儿童不易触及处。包装应标示相应的安全警示标志。

（2）配制和分装浓消毒液时，应戴口罩和手套；使用时应戴手套，避免接触皮肤。如不慎溅入眼睛，应立即用水冲洗，严重者应就医。

（3）阴凉处避光、防潮、密封保存;现配现用。

（4）对织物有漂白作用,不应用于有色织物的消毒。对金属与其他物品有腐蚀,消毒后及时冲洗。

（5）用于餐具与诊疗器械消毒后,应及时用清水洗净残留消毒液后方可用于人体。

（6）被消毒物品有机物污染严重时,应适当提高使用浓度或延长作用时间,或者进行两次消毒。

（7）依照具体产品说明书标注的使用范围、使用方法、有效期和安全性检测结果使用。

（三）含溴消毒剂

溴与氯同属卤族元素,其化学性状、杀微生物作用与氯基本相似,但溴在水中的溶解度比氯小得多。含溴消毒剂具有高效、杀菌谱广、杀菌作用强,对物品损伤性较小、安全性好,对环境无污染、环保性好等特点。近年来我国含溴消毒剂在公共卫生领域的发展比较快,但由于在水中的溶解性差、速度慢等因素的制约,在应用方面还有待进一步开发。应对新发呼吸道传染病时,常用的有二溴海因(1,3-二溴-5,5-二甲基乙内酰脲)和溴氯海因(溴氯-5,5-二甲基乙内酰脲)。

1. 常规消毒对象及使用浓度 对新发呼吸道传染病消毒时,含溴消毒剂主要用于污水、物体表面和餐饮具的消毒。不适用于手、皮肤黏膜和空气的消毒。

（1）污水消毒:计算污水体积,按照溴氯海因40mg/L以上的总有效卤素量计算所需量。先将药剂溶于少量清水,再投入污水中,混匀后作用90~100分钟。

（2）一般物体表面消毒:预防性消毒时可采用有效溴浓度为200~500mg/L的消毒液,对各类清洁物体表面擦拭、浸泡和喷洒消毒,作用10~30分钟。对传染病病原体污染的物体表面可采用有效溴浓度为1 000~2 000mg/L的消毒液,擦拭、浸泡、喷洒消毒10~30分钟;物体表面有血液、黏液等有机物污染时,可提高消毒浓度至有效溴浓度为2 000~5 000mg/L。

（3）餐饮具:预防性消毒不推荐使用。传染病患者使用后的餐饮具,可在清洁的基础上采用有效溴浓度为500mg/L的消毒液浸泡消毒,作用20分钟,消毒后用清水将残留的消毒剂冲洗干净。

2. 注意事项

（1）为外用品,不得口服。

（2）本品属强氧化剂,与易燃物接触可能引发无明火自燃,应远离易燃物及火源。禁止与还原剂共储共运,以防爆炸。

(3) 未加入防腐剂的产品对金属有腐蚀性。

(4) 对有色织物有漂白褪色作用。

(5) 本品有刺激性气味,对眼睛、黏膜、皮肤等有灼伤危险,严禁与人体接触。如有不慎接触,则应及时用大量水冲洗,严重时送医院治疗。

(6) 操作人员应佩戴防护眼镜、橡胶手套等防护用品。

(四) 二氧化氯消毒剂

二氧化氯气体具有强氧化性和不稳定性,难以用钢瓶压缩储存,这曾一度限制了其应用。在改革饮水氯化消毒的过程中,二氧化氯因不产生"三致作用"的有机氯化物或其他有毒类物质而被广泛重视。二氧化氯消毒剂具有杀菌谱广、作用迅速、效果可靠、无有害物质残留、不污染环境、对人体安全等特点,是应对新发呼吸道传染病时常用的消毒剂。

二氧化氯按物理形态分为一元包装和二元包装。一元二氧化氯固体制剂使用时只需溶解即可得到纯度比较高的二氧化氯溶液;一元二氧化氯溶液是一种单一包装的水溶液制剂,无须活化,开瓶即可直接使用。二元包装二氧化氯需根据产品使用说明书活化后才能使用。

1. 常规消毒对象及使用浓度　应对新发呼吸道传染病时,二氧化氯主要应用于空气、水体和一般物体表面消毒。有实验依据的产品可在产品卫生安全评价备案时的产品说明书中增加相应的使用范围。

一元包装的粉剂开袋后立即一次性配制成液体,开袋后未使用完的粉剂不可再使用。片剂需要充分崩解;粉剂和片剂需要充分溶解;溶解时使用不透光的非金属广口容器,不可使用温度高于 40℃的水溶解粉剂;先在容器中加入所需水量,再加入所需粉剂量,不可反向操作。免活化产品可直接使用或经稀释后使用;需活化的二氧化氯消毒剂按产品说明书规定的方法进行充分活化后方可使用;活化操作时应将活化剂加入主剂中,不得将主剂加入活化剂中;活化后的消毒剂一般为黄色或黄棕色或黄绿色液体。二氧化氯水溶液一经活化或稀释会分解加快而不稳定,尽量当天配制当天使用。

在使用二氧化氯消毒剂时,应严格按产品说明书的使用剂量、作用时间和消毒方式进行操作。一般而言,二氧化氯推荐浓度和作用时间如下:

(1) 生活饮用水和二次供水:有效浓度为 1~2mg/L,投加并混匀,作用15~30 分钟。

(2) 医院污水:有效浓度为 20~40mg/L,投加并混匀,作用 30~60 分钟。

(3) 餐饮具:传染病患者使用后的餐饮具,可在清洁的基础上采用有效浓度为 250mg/L 消毒液浸泡消毒,作用 20 分钟,消毒后用清水将残留的消毒剂冲洗干净。

(4) 一般物体表面:预防性消毒时可采用有效浓度为 100~250mg/L 的消毒液,对各类清洁物体表面擦拭、浸泡、喷洒消毒,作用 10~30 分钟。对传染病病原体污染的物体表面可采用有效浓度为 500~1 000mg/L 的消毒液,擦拭、浸泡、喷洒消毒 10~30 分钟。

(5) 空气:空气消毒时密闭房屋,用浓度为 500mg/L 的二氧化氯消毒液,按 10~20ml/m³ 进行气溶胶喷雾,作用 1 小时。

(6) 非金属医疗器械消毒:采用浸泡方式消毒,作用 15~30 分钟。高水平消毒时浓度为 400~600mg/L,中水平消毒时浓度为 100~300mg/L,低水平消毒时浓度为 50~100mg/L。

2. 注意事项

(1) 外用消毒剂,不得口服;置于儿童不易触及处。

(2) 不宜与其他消毒剂、碱或有机物混用。

(3) 本品有漂白作用。

(4) 本品对金属有不同程度腐蚀性,金属制品经二氧化氯消毒后,应及时用符合要求的水冲洗干净、干燥。

(5) 使用时应戴手套,避免高浓度消毒剂接触皮肤和吸入呼吸道;如消毒剂不慎接触眼睛,应立即用水冲洗,严重者应及时就医。

(6) 置于干燥、通风处保存,注意贮存运输过程中的安全问题。

(7) 稀释液应现配现用,使用时限≤24 小时。

(五) 过氧化氢

过氧化氢又名双氧水,应对新发呼吸道传染病时常用消毒剂之一,1955年许多国家批准用于食品(主要用于食品容器的消毒),低浓度可用于饮用水消毒。过氧化氢是一种强氧化剂,纯过氧化氢加热到 153℃以上会发生爆炸;能与水以任何比例混合。过氧化氢消毒剂有单方过氧化氢消毒剂和复方过氧化氢消毒剂。

1. 常规消毒对象及使用浓度 对新发呼吸道传染病消毒时,过氧化氢消毒剂最常用于室内空气消毒和配合终末消毒器用于空间和物体表面消毒;也可用于一般物体表面消毒、外科伤口和皮肤黏膜消毒、耐腐蚀医疗器械等消毒。

(1) 空气消毒:无人情况下进行。1.0%~3.0% 过氧化氢消毒液,用气溶胶喷雾方法,按照 10~20ml/m³ 的用量喷雾消毒,作用 60 分钟,然后进行通风换气。

配合干雾或气溶胶终末消毒机消毒时的浓度和时间,按机器产品说明书操作。

（2）一般物体表面消毒：预防性消毒时可采用 1.0% 过氧化氢消毒液对各类清洁物体表面擦拭、浸泡和喷洒消毒，作用 30 分钟，然后用清水冲洗，去除残留消毒剂。对传染病病原体污染的物体表面可采用 3.0% 过氧化氢消毒液，擦拭、浸泡、喷洒消毒 30 分钟，然后用清水冲洗，去除残留消毒剂。

（3）皮肤伤口消毒：1.5%~3.0% 过氧化氢消毒液，直接冲洗伤口部位皮肤表面，作用 3~5 分钟。

（4）耐腐蚀医疗器械高水平消毒：6.0% 的过氧化氢消毒液浸泡作用 120 分钟，消毒结束后应使用无菌水冲洗，去除残留消毒剂。

2. 注意事项

（1）有腐蚀性，对眼、黏膜或皮肤有刺激性，有灼伤危险；若不慎接触，应用大量水冲洗并及时就医。

（2）在实施消毒作业时，应佩戴口罩、手套等个人防护用品。

（3）如出现容器破裂或渗漏现象，应用大量水冲洗，或用沙子、惰性吸收剂吸收残液，并采取安全防护措施。

（4）高浓度易燃易爆，遇明火、高热会引起燃烧爆炸；与还原剂接触、遇金属粉末有燃烧爆炸危险。应避光、避热，室温下储存。

（5）对金属有腐蚀性，对织物有漂白作用。

（六）过氧乙酸

无色或浅黄色透明液体，有刺激性气味，并带有醋酸味；易挥发，易溶于多种有机溶剂和水；不稳定，易分解，产品多为二元包装，有较强的腐蚀性，对被消毒的物品有损害。高水平消毒剂，具有强氧化作用，可杀灭包括细菌芽孢在内的各种微生物，且在较低温度下仍有效，是应对新发呼吸道传染病时的常用消毒剂之一。

1. 常规消毒对象及使用浓度　对新发呼吸道传染病消毒时，过氧乙酸最常用于室内空气消毒，也用于一般物体表面消毒、耐腐蚀物品消毒，专用器械消毒设备适用于内镜等的消毒灭菌。

二元包装的过氧乙酸使用前应按产品使用说明书要求，将 A 液（经过处理的冰醋酸）和 B 液（按比例配制好的过氧化氢溶液）混合均匀，活化。一般在使用前一天混合活化。现在还有二元包装为固体的剂型，即两种可溶于水的固态有机化合物，分别含乙酰基和过氧基，平时单独存放，使用时按比例溶于水，两种化合物通过化学反应生成过氧乙酸。

（1）空气消毒：无人情况下进行。0.2%~0.5% 过氧乙酸消毒液，用气溶胶喷雾方法,按照 10~20ml/m³ 的用量进行喷雾消毒,作用 60 分钟,然后进行通风换气。也可使用 15% 过氧乙酸消毒液加热蒸发,用量按 7ml/m³ 计算,相对湿度为 60%~80%,室温熏蒸 1~2 小时,然后进行通风换气。

(2) 一般物体表面消毒:预防性消毒时可采用 0.1%~0.4% 过氧乙酸消毒液,对各类清洁物体表面擦拭、浸泡和喷洒消毒,作用时间应不少于 30 分钟;对传染病病原体污染的物体表面可采用 0.2%~0.5% 的过氧乙酸消毒液,喷洒或浸泡,消毒 30~60 分钟,然后用清水冲洗,去除残留消毒剂。

(3) 耐腐蚀医疗器械的高水平消毒:0.5% 过氧乙酸消毒液冲洗 10 分钟,消毒结束后应使用无菌水冲洗,去除残留消毒剂。

(4) 内镜灭菌:使用以过氧乙酸为灭菌剂的专用器械消毒设备灭菌内镜时,应遵循产品使用说明书的适用范围及操作方法。

2. 注意事项

(1) 有腐蚀性,对眼、黏膜或皮肤有刺激性,有灼伤危险;若不慎接触,应用大量水冲洗并及时就医。

(2) 在实施消毒作业时,应佩戴口罩、手套等个人防护用品。

(3) 如出现容器破裂或渗漏现象,应用大量水冲洗,或用沙子、惰性吸收剂吸收残液,并采取安全防护措施。

(4) 易燃易爆,遇明火、高热会引起燃烧爆炸;与还原剂接触、遇金属粉末有燃烧爆炸危险。应贮存于通风阴凉处,远离可燃物质。

(5) 过氧乙酸溶液不稳定,用前应测定有效含量。

(6) 对多种金属和织物有很强的腐蚀和漂白作用,金属制品与织物经浸泡消毒后,及时用水冲洗干净。

(七) 含碘消毒剂

应对新发呼吸道传染病时,含碘消毒剂是一类用于手、皮肤和黏膜的广谱消毒剂,可有效杀灭各种微生物。包括碘及以碘为主要杀菌成分制成的各种制剂。由于碘的水溶液溶解度低,因此将其溶于醇溶液中,制成碘酊,故碘酊又称为"碘酒",为棕红色澄清液,有碘和乙醇气味。碘酊中含有乙醇,对破损皮肤和黏膜具有刺激性,着色不易褪色,需要用乙醇脱碘。碘伏是碘与表面活性剂(载体)及增溶剂(碘化钾)形成的不定型的络合物,其实质是一种含碘表面活性剂,主要品种是聚乙烯吡咯烷酮碘(PVP-I)和聚醇醚碘(NP-I)。碘伏的出现使含碘消毒剂的应用取得了突破性进展,可用于破损皮肤和黏膜的消毒。

1. 常规消毒对象及使用浓度　对新发呼吸道传染病消毒时,碘酊适用于注射及手术部位皮肤,不适用于黏膜和敏感部位皮肤消毒;碘伏适用于手、皮肤、黏膜及伤口的消毒。

(1) 碘酊:目前消毒产品以 2%(20g/L)碘酊常用,含 2% 碘、1.5% 碘化钾或碘化钠(助溶剂)、50% 乙醇。使用浓度为有效碘 18~22g/L。用无菌棉拭或无菌纱布蘸取本品,在消毒部位皮肤进行擦拭 2 遍以上,作用时间为 1~3 分钟,再用棉拭或无菌纱布蘸取 70%~80% 医用乙醇擦拭脱碘;或使用碘酊原液直接涂擦注射及手术部位皮肤 2 遍以上,作用时间为 1~3 分钟,待稍干后再用 70%~80% 乙醇脱碘。

(2) 碘伏:碘伏浓度为 1 000~10 000mg/L,以 5 000mg/L 多见。

外科术前手消毒:在常规刷手的基础上,用无菌纱布蘸取含有效碘 2~10g/L 的碘伏均匀擦拭,从手指尖擦至前臂部位和上臂下 1/3 部位皮肤,作用 3~5 分钟。

皮肤消毒:可用无菌棉拭蘸取含有效碘 2~10g/L 的碘伏在消毒部位擦拭 2~3 遍,作用 1~3 分钟。

黏膜消毒:用有效碘浓度为 250~500mg/L 的碘伏稀释液直接对消毒部位冲洗或擦洗。

2. 注意事项

(1) 外用消毒液,禁止口服,置于儿童不易触及处。

(2) 密封,避光,置于阴凉、通风处保存。

(3) 对碘过敏者慎用。

(4) 碘伏对二价金属制品有腐蚀性,不应用于相应金属制品的消毒。

(八) 季铵盐类消毒剂

季铵盐类消毒剂具有对皮肤黏膜无刺激、稳定性好、对被消毒物品无损害、对环境友好等优点,消毒能力为中低水平消毒剂,可被大孔物质所吸附,不可与阴离子表面活性剂(如肥皂)合用等是其弱势。季铵盐类消毒剂包括单链季铵盐类消毒剂和双长链季铵盐类消毒剂。

单链季铵盐类代表产品有苯扎氯铵(十二烷基二甲基苄基氯化铵)、苯扎溴铵(十二烷基二甲基苯氧乙基溴化铵)和十四烷基二甲基砒啶溴化铵,其中苯扎氯铵是单链季铵盐类消毒剂中最常用的产品,兼有清洁和消毒的作用,属于低水平消毒剂。单链季铵盐类消毒剂容易产生抗药性和杀菌谱较窄,不建议应对新发呼吸道传染病时使用。

双长链季铵盐类消毒剂如沙力迪(双癸基二甲基氯化铵)和百毒杀(双十烷基二甲基溴化铵)等,在杀菌效果与受影响因素等方面较单链季铵盐类有较大改进,可有效杀灭细菌繁殖体、真菌和亲脂病毒,具有较好的水溶性和良好的降低表面张力的能力,可用于新发呼吸道传染病防控期间预防性消毒。

1. 常规消毒对象及使用浓度　新发呼吸道传染病防控期间,使用双长链季铵盐类消毒剂做预防性消毒时,适用于环境、物体表面、织物、食品加工设备与器皿,以及手、皮肤与黏膜的消毒。

(1) 非多孔硬质表面的消毒

清洁对象:用季铵盐浓度为 400~1 000mg/L 的消毒液冲洗、擦拭或浸泡消毒,作用 10~20 分钟;或用季铵盐浓度为 800~1 200mg/L 的消毒液喷雾消毒,作用 10~30 分钟。

污染对象:用季铵盐浓度为 800~1 200mg/L 的消毒液冲洗、擦拭或浸泡消毒,作用 10~20 分钟;或用季铵盐浓度为 1 000~2 000mg/L 的消毒液喷雾消毒,作用 10~30 分钟。对与食品接触物品的消毒,季铵盐的使用浓度最好不要超过 1 000mg/L,消毒后需用水充分冲洗后方可接触食品。

(2) 多孔硬质表面的消毒

清洁对象:用季铵盐浓度为 800~1 200mg/L 的消毒液浸泡消毒,作用 10~20 分钟;或用季铵盐浓度为 1 000~1 200mg/L 的消毒液喷雾消毒,作用 20~30 分钟。

污染对象:用季铵盐浓度为 1 000~1 600mg/L 的消毒液浸泡消毒,作用 10~30 分钟;或用季铵盐浓度为 1 500~2 000mg/L 的消毒液喷雾消毒,作用 20~30 分钟。纤维与织物可吸收季铵盐,消毒时应注意控制被消毒物品的数量,适当加大使用剂量或延长作用时间,消毒后清洗干净。

(3) 手消毒:清洁对象用季铵盐浓度为 400~1 200mg/L 的消毒液擦拭或浸泡消毒,作用 1 分钟;污染对象用季铵盐浓度为 600~2 000mg/L 的消毒液擦拭或浸泡消毒,作用 1 分钟。

(4) 皮肤、黏膜消毒:用季铵盐浓度为 400~1 000mg/L 的消毒液冲洗消毒,作用 2~5 分钟;或用季铵盐浓度为 500~2 000mg/L 的消毒液擦拭或浸泡消毒,作用 2~5 分钟。

2. 注意事项

(1) 外用消毒剂,不得口服。置于儿童不易触及处。

(2) 季铵盐属阳离子表面活性剂,阴离子表面活性剂如肥皂、洗衣粉等对其消毒效果有影响,应避免与之合用或接触。不宜与枸橼酸盐、碘化物、硝酸盐、高锰酸盐、水杨酸盐、银盐、酒石酸盐、生物碱、铝、荧光素钠、过氧化氢、白陶土、含水羊毛酯等配伍。

(3) 易被多孔类物品吸附,浸泡液浓度可随消毒物品数量增多而逐渐降低,应视被消毒物品的种类与数量酌情加大使用剂量并及时更换消毒液。

(4) 被消毒物品有机物污染严重时,应适当提高使用浓度或延长作用时间,或者进行两次消毒。

(5) 较低温度时可能出现浑浊或沉淀,可置于温水中加温。

(6) 高浓度时可造成严重的角膜及皮肤、黏膜灼伤,操作时做好个人防护。一旦接触,应立即用大量水轻轻冲洗,严重时应及时就医。

三、常用消毒器械

(一) 紫外线灯(紫外线消毒车 / 紫外线消毒箱)

紫外线按照波长可划分为四个波段:长波 UVA、中波 UVB、短波 UVC、真空波 UVD。其中,短波紫外线 UVC 波长为 200~275nm,只有短波紫外线 UVC 具有杀菌消毒作用,属于纯物理消毒方法,具有广谱高效、快速彻底、无需添加化学药剂、不存在抗药性、无二次污染等特点,被广泛应用于医院、空调系统、消毒柜等领域。应对新发呼吸道传染病时,紫外线灯一般用于室内空气、物体表面的预防性消毒以及医疗机构空气的随时消毒。

1. 使用要求

(1) 用于消毒的紫外线灯在电压为 220V、环境相对湿度为 60%、温度为 20℃时,辐射波长为 253.7nm 紫外线强度(使用中的强度)应不低于 $70\mu W/cm^2$。

(2) 空气消毒可采用悬吊式或移动式直接照射消毒。灯管吊装高度一般距地面 1.8~2.2m。安装紫外线灯的数量为平均≥1.5W/m³,照射时间≥30分钟。

(3) 紫外线消毒物体表面时,有效距离不超过 1m。

2. 具体方法

(1) 空气消毒:在室内无人的状态下,关闭门窗,保持室内环境清洁干燥,每次照射时间 1 小时,并做好登记,记录项目包括:消毒时间、消毒地点、照射时间、累计时间、清洁(更换)灯管情况、执行人等。

(2) 物体表面消毒:使照射表面充分暴露于紫外线。有效距离在 1m 以内,照射时间≥30 分钟,且两面均应受到照射。

3. 注意事项

(1) 在使用过程中,应保持紫外线灯表面的清洁,灯管表面的灰尘、油污会影响紫外线的发射,一般每 1~2 周用酒精棉球擦拭一次。

(2) 用紫外线灯消毒室内空气时,房间内应保持清洁干燥,减少尘埃和水雾,温度<20℃或>40℃,相对湿度>60%时,应适当延长照射时间。

(3) 用紫外线消毒物品表面时,应使照射表面受到紫外线的直接照射,且应达到足够的照射剂量。

(4) 使用时,做好个人防护,不得使紫外线光源照射到人,以免引起损伤,必要时应穿防护服和佩戴防护眼镜。

(5) 使用紫外线消毒灯消毒结束之后,尽量通风30分钟以上再进入房间。即使是无臭氧的紫外线在使用过程中也会产生微量的臭氧,因此应先通风再进入。

(二) 循环风空气消毒机

空气消毒机又称为空气消毒器,是指对空气消毒杀菌的机器,可以杀灭或去除空气中的细菌、病毒、真菌、孢子等病原微生物。有的机型还能去除室内空气中的甲醛、苯酚等有机污染气体,杀灭或过滤花粉等过敏原,以及去除烟味、不良气味等。

根据消毒杀菌的原理,空气消毒机可以分为采用化学因子消毒的空气消毒机,如二氧化氯消毒机、臭氧空气消毒机等;和采用物理因子消毒的空气消毒机,如紫外线空气消毒机、等离子体空气消毒机、纳米光催化空气消毒机、静电吸附空气消毒机。有些空气消毒机的消毒原理不止 1 个,如紫外线 + 纳米光催化、紫外线 + 静电吸附等。其中,采用化学因子的消毒机需要向空间释放一定浓度的化学消毒剂,因此不可在有人的情况下使用。患者隔离诊疗场所或人员无法清空的场所如使用空气消毒机,可选用紫外线、等离子体、纳米光催化或静电吸附的空气消毒机。

循环风消毒机是专门为人机共处环境所设计的,其优势及特点是可以在有人的情况进行消毒杀菌,且在消毒时无气味、无辐射线,不腐蚀设备。循环风消毒机主要的消毒原理是物理因子消毒,如紫外线消毒,紫外线完全密闭于机器内部,工作时空气中的臭氧浓度≤0.1mg/m³,低于国家规定的标准(0.15mg/m³)。通过循环风的方式进行消毒杀菌(循环风风量可达 850~1 500m³/h,机器每小时风量必须达到被消毒空气体积的 10 倍以上才能达到消毒效果),把待消毒空间的空气吸入机器内部,再经过机器内部的物理因子消毒杀菌之后释放出。大部分循环风空气消毒机内部还采用了一些辅助净化功能,常见的有各类过滤网,如活性炭过滤网、纳米光触媒过滤网、中高效过滤网。

循环风空气消毒机具有高效、方便、安全、不残留毒性、不污染环境等优点,可在有人状态下连续使用。应对新发呼吸道传染病时,循环风空气消毒机适用于预防性消毒以及传染病患者所处环境的空气随时消毒。具体操作须按说明书执行,并根据产品使用说明书定期对机器内的元部件进行清洁或更换。

(三) 常量喷雾器

常量喷雾器是指进行常量喷洒的喷雾器,通常分为人力驱动的常量喷雾器及动力件驱动的常量喷雾器。前者主要有手动按压式、手动储压式等,后者根据动力件的不同主要包括电动型(交流电)、电动型(蓄电池)、机动型(汽油机)、机动型(柴油机)等。常量喷雾器多运用于对消毒对象化学消毒剂溶液的喷洒操作,常用于物体表面、地面、墙面的消毒,不能用于空气消毒。

1. 手动常量喷雾器　手动常量喷雾器通常分为背负式、直式手提和手提式三种。因其运输动力和作用动力均为人力,药箱过重则不仅转运困难且喷洒效率难以保证,故其药箱多为 10L 以下。多用于新发呼吸道传染病小型公共场所的预防性喷洒消毒和终末喷洒消毒。

2. 蓄电池常量喷雾器　与手动常量喷雾器相比,其优势在于动力更充沛,药液喷洒更远、更高、更稳定。主要为背负式和直式手提两种。常规的蓄电池常量喷雾器一般均设有动力调节模块(用于调节流量及射程)和雾粒调节器(用于调整雾滴大小)。现场喷洒作业时,应当根据实地勘察需要选择适宜的动力档位和雾粒大小进行消毒。多用于新发呼吸道传染病中型公共场所的预防性喷洒消毒和终末喷洒消毒。

3. 机动常量喷雾器　机动常量喷雾器是以柴油机或汽油机作为动力件,是目前应用最为广泛的常量喷雾器。机动常量喷雾器同样设有动力调节模块和雾粒调节器,其优势在于功率高、续航时间长、作用稳定,多用于新发呼吸道传染病大型公共场所的预防性喷洒消毒和终末喷洒消毒。

(四) 气溶胶喷雾器

主要运用于对空间进行消毒操作,其产生的雾滴粒径为 6~50μm,可长时间悬浮于空气中,一般多用于有空气或飞沫污染风险情况下的疫源地现场的空气喷雾消毒。消毒过程中一般会过量喷雾(超时超量),空气中滞留的消毒剂沉降于地面、墙面、器具等物体表面后也可对物体表面进行消毒。但单就物体表面的消毒效率而言,一般不及同等功率的常量喷雾器。

1. 蓄电池气溶胶喷雾器　又称为直流电动气溶胶喷雾器,体积小、重量轻、便于携带、功率适度、功效高、工作平稳、灵活方便、操作轻松自如。适用于新发呼吸道传染病病家、患者办公室等空间场所的空气消毒。

2. 交流电动气溶胶喷雾器　以交流电作为动力,其作业必须依赖交流电源。优势在于良好的作用功效、优秀的续航能力,但其局限性也十分明显,在没有交流电覆盖的区域,难以发挥作用。适用于新发呼吸道传染病病家、患者办公室等空间场所的空气消毒。

3. 机动气溶胶喷雾器　以汽油机或者柴油机作为动力件进行超低容量喷雾,这类设备更多被应用于园林农业虫害防治中。一般用于新发呼吸道传染病大型室内场所空气消毒。

(五) 过氧化氢终末消毒机

1. 概述　过氧化氢终末消毒机是一种新型 NTD(no-touch automated room disinfection),通过物理作用将过氧化氢以气体、蒸汽、气雾等形式发生后进行环境消毒的系统。目前主要的作业原理分为汽化设备及雾化设备,汽化设备又分为 HPV(Hydrogen Peroxide Vapour) 系统及 VHP(Vaporized Hydrogen Peroxide)系统两类,雾化设备主要是指 aHP(accelerated Hydron Peroxide)系统。

2. 原理　HPV 灭菌技术采用的是微冷凝工艺(双循环技术),过氧化氢溶液蒸发成气态注入到房间或其他密闭空间,在过氧化氢蒸汽达到饱和后,在物体表面形成微冷凝层,以水为介质释放自由基对生物大分子进行全面破坏,以杀灭微生物,凝露点时该过程最短。整个作用过程包括:生发——注入——分解。

VHP 技术的原理为闪蒸技术,使过氧化氢中的水分在被抽除的同时提供均一的气体浓度,对目标对象进行消毒处理的过氧化氢是气体氧游离基。其主要作用过程分为 4 个阶段:除湿处理——稳定进汽——消毒处理——过氧化氢的清除。

aHP 系统即高效气溶胶喷雾系统,其使用电动马达带动矢量叶片旋转对过氧化氢液滴进行高速切割,将液滴击碎,形成粒径 <10μm 的气溶胶雾,并通过风轮将其弥散在需要消毒的区域。与 HPV 系统与 VHP 技术不同,aHP 系统通常不使用高纯度高浓度过氧化氢,而是使用过氧化氢、银离子及正磷酸的混合液。其主要消毒过程为:位置确认——设置喷雾时间及流量——启动设备——消毒完成。

3. 应用范围　HPV 微冷凝技术无需除湿,消毒作用迅速,效果可靠,但对于大的空间环境,汽化法的 HPV 微冷凝过氧化氢进入环境中会产生许多微小液滴,效果更接近雾化(纳微米级液滴),其工艺优势不再明显,故 HPV 微冷凝技术的过氧化氢终末消毒机多用于应对新发呼吸道传染病疫情时小型密闭环境的消毒,如床边隔离单元、安全柜、小型实验室、传递仓、静脉配置中心、隔离病房、救护车等对象。

VHP 技术需要进行除湿处理,并需在作业过程中避免任何程度的冷凝,因而多使用单回路设计,作业流程慢,但因其全流程为气相过氧化氢,故其弥散性能好、穿透性极佳,因其在极低湿度下作业,腐蚀性较低,非常适用于精密仪器设备的消毒,且其作用空间相对较大。故多用于应对新发呼吸道传染病疫情时 BSL-3/4 实验室、保护性隔离病房、洁净手术室等对象消毒。

aHP 系统为雾化湿式作业,消毒剂浓度低,无需除湿,操作简单,风险小,作业起效快,效率高,非常适合于应对新发呼吸道传染病疫情时,对环境要求较低区域的快速消毒,如患者家庭、小型会场、教室等。

四、常用消毒方法

(一) 擦拭

擦拭是指用布巾、地巾或其他擦拭物浸以消毒剂溶液,或湿巾擦拭物体表面进行消毒的处理方式。新发呼吸道传染病消毒时,一般用于办公用具、生活用具、家具、玩具、器械和装备等光滑的表面,以及医院和实验室等环境表面的消毒。

1. 使用要求 消毒时,用干净的布或其他布巾等浸以消毒剂溶液,依次往复擦拭拟消毒物品表面。必要时,比如在托幼机构进行环境物表消毒时,或对医疗器械等精密仪器进行擦拭消毒时,待作用至规定的时间后,用清水擦洗,去除残留消毒剂,以减轻可能引起的腐蚀、漂白等损坏作用。

2. 注意事项

(1) 不要将使用后的布巾或地巾(拖把)重复浸泡,会造成清水、消毒液的二次污染,成为细菌的散播源,使用后应放入污物桶内,集中清洗消毒,晾干备用。

(2) 污物可导致消毒剂有效浓度下降,因此表面污物较多时,应适时增加消毒液浓度,防止有机物对消毒剂有效浓度的影响。

(3) 在不同病房或区域进行清洁消毒时,应及时更换布巾或地巾(拖把),必要时与水桶、手套等均配套分区使用,并用颜色标识管理。

(4) 湿巾受到污染时或擦拭时无水迹时应丢弃,应注意开启后的有效期。

(5) 由于季铵盐类消毒剂易被吸附,比如 1g 棉球浸入 0.1%~0.2% 的季铵盐溶液中,可吸附 1.58g 药剂,对纤维本身消毒效果好,溶液中消毒剂浓度则大大降低。所以,在使用布巾浸以季铵盐类消毒剂进行擦拭消毒时,应适当增加其浓度。

(6) 擦拭时应全面,防止遗漏。

（二）浸泡

浸泡是化学消毒中常用的方法,将待消毒物品洗刷干净后,全部浸没于消毒剂溶液内进行消毒的处理方法。新发呼吸道传染病消毒时,一般用于耐湿器械、玻璃器皿、餐(饮)具、生活用具及衣物等对象的消毒。

1. 使用要求　消毒剂溶液应将物品全部浸没。对导管类物品,应使管腔内也充满消毒剂溶液。作用至规定时间后,取出用清水冲净,干燥。根据消毒剂溶液的稳定程度和污染情况,及时更换消毒溶液。

2. 注意事项

（1）表面不洁会影响消毒剂的效果,对有病原微生物污染的物品应先浸泡消毒,清洗干净,再消毒或灭菌处理;对仅沾染污物的物品应清洗去污垢再浸泡消毒。

（2）挥发性消毒剂要加盖消毒。

（3）使用可连续浸泡消毒的消毒液(如戊二醛、邻苯二甲醛)时,消毒物品或器械应洗净沥干后再放入消毒液中,并注意有效成分的浓度变化,及时添加或更换消毒液。

（4）浸泡中途添加物品,需重新计时。

（5）一般情况下,消毒剂不可与其他化学品混用,以免发生化学反应造成意外事故。

（三）喷洒

喷洒消毒是指使用洒水桶、喷壶、常量喷雾器等工具装载化学消毒剂溶液,外加动力将化学消毒剂溶液以雾状或飞沫状喷射散落,在短时间内将待消毒对象浸润,达到消毒效果的手段。

喷洒的特点在于其形成的雾粒粒径一般较大,多为 $200\mu m$ 以上,因雾滴较大,药液通常不会在空气中长时间滞留,而是在自身重力作用下快速、大量的沉降于待消毒物体的表面(主要是各类平滑物体表面,如桌面、地面、墙面等),因此,适合新发呼吸道传染病消毒时,对污染现场的物体表面进行快速、高效的消毒,但无法对空气进行消毒。

泥土墙吸液量为 $150\sim300ml/m^2$,水泥墙、木板墙、石灰墙为 $100ml/m^2$。对上述各种墙壁的喷洒消毒剂溶液不宜超过其吸液量。地面消毒先由外向内喷雾一次,喷药量为 $200\sim300ml/m^2$,待室内消毒完毕后,再由内向外重复喷雾一次。以上消毒处理,作用时间应不少于 60 分钟。有芽孢污染时,浓度与作用时间酌情翻倍。

注意事项:喷洒器械应按照说明书进行安装,各连接部位拧紧,但不要过紧,以免消毒液浸泡后容易损坏。消毒剂应溶解彻底,消毒液应配制均匀。消毒作业时应穿戴个人防护用品,避免病原体及消毒剂对自身的伤害。

(四) 喷雾

喷雾消毒多指使用气溶胶喷雾器对空间进行消毒操作,其产生的雾滴粒径为 6~50μm,在额定喷速下,90% 喷射出的药液雾滴直径集中在 15~20μm,这类粒径的雾滴可长时间悬浮于空气中,新发呼吸道传染病消毒时,一般用于有空气或飞沫污染风险情况下的疫源地现场的空气喷雾消毒。

常见可以采用气溶胶喷雾方法进行空气消毒的消毒剂有:过氧化氢、过氧乙酸、二氧化氯等。不同消毒剂使用浓度稍有不同,但喷雾有效成分含量一般不高于 2g/m³。气溶胶喷雾时应将喷头 45° 向上喷雾、边喷边退,喷雾的有效高度为手持高度 +0.71× 有效射程。

注意事项:喷雾器械应按照说明书进行安装,各连接部位拧紧,但不要过紧,以免消毒液浸泡后容易损坏。消毒剂应溶解彻底,消毒液应配制均匀。消毒作业时应穿戴个人防护用品,避免病原体及消毒剂对自身的伤害。定时为电池充电,若设备长时间不使用应将电池卸下。

五、新发呼吸道传染病终末消毒

发生新发呼吸道传染病疫情时,终末消毒必须在疾病预防控制中心的指导下,由掌握有关消毒知识的人员按照时限要求(一般在接到消毒通知后 2 小时内)进行消毒处理。患者使用的诊疗和个人用品应专用;患者所有接触使用的物品、血液、体液、分泌物和排泄物及可能污染的环境物体表面、织物、空调系统、空气等应进行严格的消毒处理。消毒人员开展消毒时应规范穿戴好个人防护用品;消毒等过程中加强手卫生。消毒后在专用区域对消毒人员、消毒器械、车辆进行清洗消毒去污染。

(一) 消毒原则

1. 范围和对象的确定　根据流行病学调查结果确定现场消毒的范围、对象和时限。病例和隐性感染者(无症状感染者)居住过的场所,如家庭、医疗机构隔离病房、转运工具等应进行随时消毒,在病例出院或死亡后,隐性感染者(无症状感染者)核酸检测阴转后均应进行终末消毒。

2. 方法的选择

（1）医疗机构应尽量选择一次性诊疗用品，非一次性诊疗用品应首选压力蒸汽灭菌，不耐热物品可选择化学消毒剂或低温灭菌设备进行消毒或灭菌。

（2）环境物体表面可选择含氯消毒剂、二氧化氯等消毒剂擦拭、喷洒或浸泡消毒。

（3）手、皮肤建议选择有效的消毒剂如碘伏等或速干手消毒剂擦拭消毒。

（4）室内空气消毒可选择过氧乙酸、二氧化氯、过氧化氢等消毒剂气溶胶喷雾消毒。

（5）所用消毒产品应符合国家卫生健康部门管理要求。

（二）消毒措施

1. 随时消毒　随时消毒是指对病例和隐性感染者（无症状感染者）污染的物品和场所及时进行的消毒处理。患者居住过的场所如家庭、医疗机构隔离病房、医学观察场所及转运工具等，患者排出的污染物及其污染的物品，应做好随时消毒，消毒方法参见终末消毒。有人条件下，不建议喷洒消毒。患者隔离的场所可采取排风（包括自然通风和机械排风）措施，保持室内空气流通。每日通风 2~3 次，每次不少于 30 分钟。

有条件的医疗机构应将患者安置到负压隔离病房，疑似病例应进行单间隔离，确诊病例可多人安置于同一房间。非负压隔离病房应通风良好，可采取排风（包括自然通风和机械排风），也可采用循环风空气消毒机进行空气消毒。无人条件下还可用紫外线对空气进行消毒，用紫外线消毒时，可适当延长照射时间到 1 小时以上。医护人员和陪护人员在诊疗、护理工作结束后应洗手并消毒。

2. 终末消毒　终末消毒是指传染源离开有关场所后进行的彻底的消毒处理，应确保终末消毒后的场所及其中的各种物品不再有病原体的存在。终末消毒对象包括病例和隐性感染者（无症状感染者）排出的污染物（血液、分泌物、呕吐物、排泄物等）及其可能污染的物品和场所，不必对室外环境（包括空气）开展大面积消毒。病例和隐性感染者（无症状感染者）短暂活动过的无明显污染物的场所，无需进行终末消毒。

（1）病家消毒：密切接触者居家观察期间，指导其对居住的生活环境及使用、接触的物品进行日常清洁消毒。垃圾收集在市容环卫部门提供的专用垃圾袋内，在扎口封袋前对垃圾进行喷洒消毒，由环卫部门专人收集，专车运送到指定的垃圾焚烧厂焚烧。

在观察期间密切接触者出现症状入院后,应及时做好病家的终末消毒;隐性感染者(无症状感染者)核酸检测阴转后,病例住院或死亡后均应进行终末消毒。终末消毒的对象包括:住室地面、墙壁、桌、椅等家具台面,门把手,患者餐饮具、衣服、被褥等生活用品,空调系统,卫生间等。

(2) 公共场所和机构:公共场所和托幼机构、学校等集体机构要分别按照相关消毒技术指南要求加强日常预防性消毒工作。发生疫情的公共场所和托幼机构、学校等集体机构,在患者转移后,应加强通风,并做好终末消毒,消毒对象主要为公众经常接触的物品和部位,包括:室内空气、水龙头、门把手、电梯按钮、扶手等,场所内的各种物品表面、空调系统等。

(3) 交通运输工具:在行进过程中的交通工具上发现可疑相关症状的患者时,应迅速采取隔离措施,将患者转移到机舱或车厢后部,其他乘客应距其3排及以上座椅的距离。患者和乘客应立即戴上一次性医用外科口罩,与其接触的乘务人员戴上一次性医用防护口罩、穿上隔离衣、戴上帽子和手套。乘务人员和乘客与患者接触后应立即进行手卫生。患者所使用过的物品应单独存放,最好使用单独的卫生间。

患者离开后,应对交通运输工具进行终末消毒,消毒对象包括:舱室空气、内壁、座椅、卧铺、桌子等物体表面,空调系统,餐饮具,所用的寝(卧)具等纺织品,排泄物、呕吐物、污染物品及场所、火车和飞机的卫生间等。

转运患者的车辆和物品转运结束后应对受到污染的物品、设备和车辆进行彻底的消毒。

(4) 医疗机构:医疗机构发热门诊、感染科门诊、留观病房和隔离病房应按照要求做好日常清洁消毒工作。在患者转运后,隐性感染者核酸检测阴转后,均应做好终末消毒工作。

医疗机构在患者入院期间隔离病房应做好随时消毒。隔离病房在患者转运、康复或死亡后,应做好终末消毒工作。

所有与患者接触的物品使用后,一次性用品应放入防刺穿的双层医疗废物袋内作为感染性医疗废物处理,重复使用的用品使用后应及时按照消毒 - 清洁 - 消毒 / 灭菌进行消毒或灭菌处理。对患者的分泌物、排泄物及其污染物品严格消毒。在患者诊疗救治过程中对患者所在场所的环境加强消毒。在患者转运、康复或死亡后应对患者所在场所环境物体表面、窗帘等织物、墙面地面、空调系统及空气等进行彻底的终末消毒。

(三) 终末消毒程序

1. 消毒人员到达患者家后,首先向患者家属做好解释工作。查对门牌号、患者姓名是否符合,了解发病日期、患者居室、活动场所及日常接触使用的物品等情况,并以此确定消毒的对象、范围及方法。

2. 消毒前应按规定要求穿戴好个人防护用品,进行现场观察,了解污染情况,划分清洁区和污染区,禁止无关人员进入消毒区域内,并按面积或体积、物品多少计算所需配制的消毒药物量,并注意所用消毒剂有效成分含量,保证配制消毒剂的有效浓度。

3. 必要时在实施消毒前应先由检验人员对不同消毒对象采集样品,以了解消毒前污染情况。

4. 将需集中消毒的污染衣服、床单等用品收集在一起进行处理(或放入大帆布袋或一次性塑料袋中送消毒站消毒)。

5. 房间消毒前,应先关闭门窗,保护好水源(盖好灶边井、水缸等),取出食物、厨具等。

6. 患者的排泄物、呕吐物、分泌物、残余食物等,以及放前述污物的便器、痰盂、痰杯和用过的日常生活用品(食具、毛巾、抹布、牙刷、毛巾等)应严格进行消毒。

7. 消毒顺序应按先外后内、先上后下,先清洁房间,后污染严重的场所,依次对门、地面、家具、墙壁等进行喷雾消毒;重点做好空气消毒。

8. 室内消毒完毕后,应对其他污染处,如走廊、楼梯、厕所、下水道口等进行消毒

9. 将在现场集中消毒的物品,消毒好后交还患者家属,并告诉患者家属在60分钟后再进行清洗处理。

10. 消毒工作完成后,应将所有的消毒工具进行消毒,然后依次脱下手套、防护服、鞋套、护目镜、防护口罩和帽子,放入医疗废物袋中带回;最后消毒员应彻底清洗双手,消毒,并填写好工作记录表;必要时消毒完毕60分钟后,检验人员再次采样。消毒人员应告诉患者家属在消毒后1~2小时,彻底通风和擦洗,然后消毒人员撤离。

(四) 常见污染对象的消毒方法

1. 诊疗用品　患者使用的诊疗用品应专用。一次性用品应放入防刺穿的双层医疗废物袋内作为感染性医疗废物处理,重复使用的用品使用后应及时按照消毒 - 清洁 - 消毒 / 灭菌进行消毒或灭菌处理。一般重复使用的诊疗用品先用过氧化氢消毒湿巾擦拭或用含有效氯(溴)1 000mg/L 含氯(溴)消毒剂溶液进行清洁消毒,接触患者血液或体液的重复使用的用品所用有效氯(溴)浓度提高到 10 000mg/L。

2. 空气 应注意开窗通风,保持室内空气流通。每日通风至少 2~3 次,每次不少于 30 分钟。患者家、公共场所、学校、交通工具以自然通风为主,通风不良的场所可采用排风扇等机械通风措施。

医疗机构应加强通风,可采取通风(包括自然通风和机械通风),也可采用循环风式空气消毒机进行空气消毒,无人条件下还可用紫外线等对空气消毒。疑似病例、确诊病例和无症状感染者未安置在负压隔离间或病房的,或负压未达到要求的,患者所在的隔离间或病房应安装使用循环风空气消毒机(推荐纳米光子或等离子空气消毒机)。

空气消毒时,密闭房屋,密闭后应用 0.5% 过氧乙酸、1%~3% 过氧化氢或 500mg/L 二氧化氯的消毒液,按 20ml/m³ 进行气溶胶喷雾,作用 1 小时;或使用过氧化氢干雾或气溶胶终末消毒机(配合相应的过氧化氢消毒剂)进行消毒。人进入前应先开门窗通风或采取过氧化氢降解处理。

3. 地面、墙壁等环境表面 有肉眼可见污染物时,应先完全清除污染物再消毒。无肉眼可见污染物时,可用 1 000mg/L 的含氯消毒液或 500mg/L 二氧化氯的消毒液擦拭(拖)或喷洒消毒。地面消毒先由外向内喷洒一次,喷药量为 100~300ml/m²,喷洒消毒一遍后,再由内向外重复喷洒一次。消毒时间应不少于 30 分钟。

4. 物体表面 诊疗设备表面及床围栏、床头柜、家具、门把手、家居用品等有肉眼可见污染物时,应先完全清除污染物再消毒。无肉眼可见污染物时,可用 0.2%~0.5% 过氧乙酸溶液或 500~1 000mg/L 二氧化氯或 1 000~2 000mg/L 的含氯(溴)消毒液进行浸泡、喷洒或擦拭消毒,作用 30 分钟后用清水擦拭干净。

5. 衣物、被褥等纺织物 在收集时应避免产生气溶胶,建议均按医疗废物集中焚烧处理。

无肉眼可见污染物时,若需重复使用,耐热、耐湿的纺织品可用流通蒸汽或煮沸消毒 30 分钟;或先用 500~1 000mg/L 的含氯(溴)消毒液浸泡 30 分钟,然后按常规清洗;或采用水溶性包装袋盛装后直接投入洗衣机中,同时进行洗涤消毒 30 分钟,并保持 500~1 000mg/L 的有效氯(溴)浓度。

贵重衣物和不耐湿的纺织品可选用环氧乙烷方法进行消毒处理,将被消毒物品置于环氧乙烷消毒柜中,在温度为 54℃,相对湿度为 80% 条件下,用环氧乙烷气体(800mg/L)消毒 4~6 小时。

6. 污染物(患者血液、分泌物、呕吐物和排泄物) 少量污染物可用呕吐物应急处置包或一次性吸水材料(如纱布、抹布等)蘸取 5 000~10 000mg/L 的含氯消毒液(或能达到高水平的消毒湿巾 / 干巾)小心移除。

大量污染物应使用含吸水成分的消毒粉或漂白粉完全覆盖,或用一次性吸水材料完全覆盖后用足量的 5 000~10 000mg/L 的含氯消毒液浇在吸水材料上,作用 30 分钟以上(或用能达到高水平消毒的干巾),小心清除干净。清除过程中避免接触污染物,清理的污染物按医疗废物集中处置。患者的排泄物、分泌物、呕吐物等应用专门容器收集。稀薄的排泄物、呕吐物,每 2 000ml可加漂白粉 50g 或含有效氯(溴)20 000mg/L 的消毒剂溶液 2 000ml(新型冠状病毒肺炎患者的排泄物、呕吐物,每 2 000ml 可加漂白粉 100g 或含有效氯(溴)20 000mg/L 消毒剂溶液 4 000ml),搅匀放置 2 小时;黏稠的排泄物、呕吐物,用含有效氯(溴)50 000mg/L 的消毒剂溶液 2 份加于 1 份排泄物或呕吐物中,混匀后,作用 2 小时。

盛排泄物或呕吐物的容器可用含有效氯(溴)5 000mg/L 的消毒剂溶液浸泡 30 分钟,浸泡时,消毒液要漫过容器。

被排泄物、呕吐物等污染的地面,用呕吐物应急处置包中的消毒干巾或漂白粉覆盖,作用至说明书规定的时间(漂白粉作用 30~60 分钟)后清理。

7. 餐饮具　餐饮具清除食物残渣后,首选煮沸或流动蒸汽消毒 30 分钟,也可使用含有效氯(溴)500mg/L 的氯(溴)消毒剂溶液浸泡 30 分钟后,再用清水洗净。

8. 手卫生　参与现场工作的所有人员均应加强手卫生措施,可选用有效的含醇速干手消毒剂,特殊条件下,也可使用次氯酸水或过氧化氢手消毒剂;有肉眼可见污染物时应使用洗手液在流动水下洗手,然后消毒。

9. 皮肤和黏膜　皮肤有污染物时,应立即清除,再用一次性吸水材料蘸取 0.5% 碘伏或过氧化氢消毒剂擦拭 3 分钟以上,使用清水洗干净;黏膜应用大量清水或生理盐水冲洗或用 0.05% 碘伏冲洗消毒。

10. 尸体　患者死亡后,要尽量减少尸体移动和搬运,应由经培训的工作人员在严密防护下及时进行处理。用含有效氯(溴)3 000~5 000mg/L 的氯(溴)消毒剂溶液或 0.5% 过氧乙酸溶液棉球或纱布填塞患者口、鼻、耳、肛门、气管切开处等所有开放通道或创口;用浸湿消毒液的双层布单包裹尸体,装入防渗透的双层尸体袋中,由专用车辆直接送至指定地点尽快火化。

11. 运输工具　应先进行污染情况评估,火车、汽车和轮船有可见污染物时应先使用呕吐应急处置包或一次性吸水材料蘸取 5 000~10 000mg/L 的含氯消毒液(或能达到高水平消毒的消毒湿巾 / 干巾)完全清除污染物后,再用 1%~3% 的过氧化氢、0.5% 的过氧乙酸溶液、500mg/L 二氧化氯消毒液或1 000mg/L 含氯(溴)消毒剂溶液喷洒或擦拭消毒,作用 30 分钟。空间使用 1%~3% 过氧化氢或 0.5% 过氧乙酸或 500mg/L 二氧化氯消毒液进行气溶胶喷雾消毒。对飞机机舱消毒时,消毒剂种类和剂量按中国民航的有关规定进行,可使用过氧化氢干雾或气溶胶终末消毒机(配合相应的过氧化氢消毒剂)进行消毒。织物、坐垫、枕头和床单等建议按医疗废物收集集中处理。

12. 生物转运箱　运转箱在出患者房间后,用过氧化氢消毒湿巾或0.5%过氧乙酸溶液或含有效氯(溴)1 000mg/L 的氯(溴)消毒剂溶液擦拭或浸泡消毒,作用30分钟。

13. 医疗废物和垃圾　患者生活垃圾按医疗废物处理。

医疗废物的处置应遵循《医疗废物管理条例》和《医疗卫生机构医疗废物管理办法》的要求,规范使用双层黄色医疗废物收集袋封装后按照常规处置流程进行处置。

14. 空调　建筑物内发现疑似病例或确诊病例,应立即关闭集中空调通风系统,在采取有效的清洗消毒措施后方可重新运行。在对患者居住或活动的房间作空气消毒时,单机空调应保持运转,直流式空调应关闭。在对患者居住或活动的房间进行空气消毒处理后,应打开所有门窗,并将空调系统开至最大,进行空气抽换,并维持一段时间。

空调种类繁多,对空调进行消毒时,应根据空调不同部位、不同部件,选择合适的物理或化学消毒方法开展空调消毒工作。家庭用单体空调可自行开展清洁消毒工作。结构比较复杂的集中空调系统,建议由从事公共场所集中空调系统清洗、消毒的专业技术服务单位或技术人员进行清洗消毒。

(1) 单体式空调:外表面可进行擦拭消毒和喷洒消毒,过滤器、过滤网应先消毒再更换。消毒方法可用有效氯(溴)浓度为2 000mg/L 的消毒液喷洒至湿润,作用30分钟。过滤器、过滤网拆下后应再次喷洒消毒,然后焚烧或作为感染性医疗废物处理。

在对患者居住或活动的房间作空气消毒时,单机空调应保持运转,直流式空调应关闭。在对患者居住或活动的房间进行空气消毒处理后,应打开所有门窗,并将空调系统开至最大进行空气抽换并维持一段时间。

(2) 公共场所集中空调通风系统:对《公共场所集中空调通风系统卫生规范》(WS 394-2012)规定的集中空调通风系统的部件,按照《公共场所集中空调通风系统清洗消毒规范》(WS/T 396-2012)、《空调通风系统运行管理标准》(GB 50365-2019)的要求,每月对整个空调通风系统清洗消毒一次。每周清洗消毒过滤网、过滤器、送风口和回风口一次。

1) 过滤器、过滤网应先消毒再更换。消毒方法可用有效氯(溴)浓度为2 000mg/L 的消毒液喷洒至湿润,作用30分钟。过滤器、过滤网拆下后应再次喷洒消毒,然后焚烧或作为感染性医疗废物处理。

2）所有供风设备和送风管路用 1 000~2 000mg/L 的含氯（溴）消毒液或 250~500mg/L 的二氧化氯喷雾或擦拭消毒，作用 30 分钟。

3）空调凝结水应集中收集在密闭的塑料容器内，按污水处理方法，以每千克水投加有效氯（溴）200mg 的比例加入含氯（溴）消毒剂，混匀后作用 1 小时后排放。如采用连续收集的方法，则可在收集容器内预先加入有效氯（溴）浓度为 500mg/L 的消毒液，容器加盖，防止在收集过程中产生气溶胶。

4）空调箱的封闭消毒：采用 1%~3% 的过氧化氢、0.5% 的过氧乙酸或 500mg/L 的二氧化氯消毒液喷洒后封闭 60 分钟，消毒后及时通风。

15. 医院污水

依照《医疗机构水污染物排放标准》（GB 18466-2005），传染病医疗机构污水排放标准比综合医疗机构高；并且带传染病房的综合医疗机构，应将传染病房污水与非传染病房污水分开，传染病房的污水、粪便经过消毒后方可与其他污水合并处理。

综合医院应对突发传染病事件须对污水处理系统进行改造，专门针对传染病相关的病房门诊增设前段污废水预处理设置；增加末端消毒池投氯量及消毒池停留时间。每天采水样进行致病菌核酸检测及余氯测试。

可采用次氯酸钠、液氯、二氧化氯等消毒剂消毒医院污水，应根据污水有机物含量和产品说明书投放，一般投加含有效氯 20~50mg/L 的含氯消毒剂，作用 1.5 小时后，余氯应符合《医疗机构水污染物排放标准》（GB 18466-2005）要求。

应对突发呼吸道传染病医院内污水消毒尚需关注：

（1）传染病暴发时，预处理加药设备在集中收治之初可能未改造到位，需增加污水处理站消毒池投药量来确保排水余氯量符合要求；

（2）由于日产生污水量远不足污水站处理负荷，当余氯不达标时适当增加投药量，同时监测出水侧致病病毒的核酸确保消毒到位；

（3）配合日污水产生量增设投氯装置，建议采用小流量泵，低流量状态下运行或者间歇运行，避免集水池中污水含氯量过多影响曝气池中有效菌中的存活。

（五）消毒效果评价

必要时应及时对物体表面、空气和手等消毒效果进行评价，由具备检验检测资质的实验室相关人员进行。

1. 物体表面　按《医院消毒卫生标准》（GB 15982-2012）附录 A 进行消毒前后物体表面的采样，消毒后采样时，采样液应加相应中和剂。

消毒效果评价一般以自然菌为指标，必要时，也可根据实际情况，用指示菌评价消毒效果,该指示菌抵抗力应等于或大于当时传染病病原体的抵抗力。以自然菌为指标时,消毒后消毒对象上自然菌的杀灭率≥90%,可判为消毒合格;以指示菌为指标时,消毒后指示菌杀灭率≥99.9%,可判为消毒合格。

2. 室内空气 按《医院消毒卫生标准》(GB 15982-2012)附录 A 进行消毒前后空气采样,消毒后采样平皿中含相应中和剂。消毒后空气中自然菌的消亡率≥90%,可判为消毒合格。

3. 工作人员手 按《医院消毒卫生标准》(GB 15982-2012)附录 A 进行消毒前后手的采样,消毒后采样液为相应中和剂。消毒前后手上自然菌的杀灭率≥90%,可判为消毒合格。

4. 医院污水消毒效果 按《医疗机构水污染物排放标准》(GB 18466)相关规定进行评价。

六、集中空调使用与消毒要求

(一) 使用原则

1. 在疫情防控期间集中空调通风系统原则上暂停使用,人员密集场所暂停使用集中空调通风系统。

2. 采用全新风方式运行的集中空调,以及风机盘管加新风,能确保各房间独立通风的空调系统可以继续运行使用。

3. 继续使用中的集中空调通风系统的单位及企业在每天生产或工作结束后进行空气和环境清洁消毒;每周对运行的集中空调通风系统的开放式冷却塔、过滤网、过滤器、净化器、风口、空气处理机组、表冷器、加热(湿)器、冷凝水盘等设备或部件进行清洗、消毒或更换;告知在集中空调通风系统楼宇或场所活动的人员,佩戴口罩,勤洗手,做好个人防护。

4. 无自然通风条件的、需运行集中空调通风系统的交通建筑(机场、铁路客运站、港口客运站和轨道交通站等)及交通工具(飞机、火车、汽车、轮船、轨道交通等),除了要做到上述要求外,还需每天至少 2 次运营结束后进行空气和环境清洁消毒;每天对集中空调通风系统的设备或部件进行卫生检查,每周至少进行 1 次清洗、消毒或更换;应采取体温监测措施。

(二) 不同场所集中空调通风系统使用要求

1. 商业和文化体育娱乐建筑 商场、旅馆、餐饮、公共浴室等商业建筑,以及音乐厅、影剧院、体育馆、博物馆、图书馆、科技馆、游艺厅、网吧等人员密集的公共场所应暂停使用集中空调通风系统。疫情结束后重新开启前应由具有清洗消毒资质的专业机构对集中空调通风系统清洗消毒或更换一次部件。

2. 交通建筑　机场、铁路客运站、长途客运站、港口客运站和轨道交通站等人员密集的场所应暂停使用集中空调通风系统。疫情结束后重新开启前应由具有清洗消毒资质的专业机构对集中空调通风系统清洗消毒或更换一次部件。

3. 教育卫生建筑　学校和一般的医疗机构应暂停使用集中空调通风系统。疫情结束后重新开启前应由具有清洗消毒资质的专业机构对集中空调通风系统清洗消毒或更换一次部件。

对于必须开启集中空调通风系统的医疗机构，应关小或完全关闭回风阀，全开新风阀，以提高系统的新风量，同时开启相应的排风系统，并在空调回风口安装纳米或高强度紫外线灯等集中空调通风系统消毒装置。加强对集中空调通风系统的清洁消毒，每月及疫情结束后清洗消毒或更换一次部件。

4. 居住、办公建筑

(1) 公寓楼、行政办公楼和商务写字楼疫情防控时期，如需继续使用集中空调通风系统，应加大系统的新风量，并关闭回风。在保证一定室内温度的前提下，可同时开启排风系统。①采用全空气空调通风系统的空调区域，应尽可能加大系统的新风量。对单风机空调通风系统应关小或完全关闭回风阀，全开新风阀，以提高系统的新风量，同时开启相应的排风系统，并适当开启外窗以确保通风的有效性。对双风机空调系统关闭回风阀的同时，开大或全开新风阀，使系统可全新风运行，新风阀的开度要注意室内温度不宜过低。②采用"风机盘管＋新风系统"的新风空调通风系统应全部投入正常运行，同时应开启相应的排风系统。有外窗的房间在使用过程中应使外窗保持一定的开度，尽可能地引入室外新风，改善室内空气品质。

(2) 所有新风应直接从室外清洁处引入，并直接接入空调机组以防新风短路。

(3) 停用空调机组中的湿膜加湿功能。

(4) 在空调回风口安装纳米或高强度紫外线灯等集中空调通风系统消毒装置。

(5) 应由具有清洗消毒资质的专业机构进行清洗消毒。每月及疫情结束后清洗消毒或更换一次部件。

5. 生产企业等场所　对于必须开启集中空调通风系统的生产企业，可不关闭集中空调通风系统，但应关小或完全关闭回风阀，全开新风阀，以提高系统的新风量，同时开启相应的排风系统。应加强对集中空调通风系统的清洁消毒,每月及疫情结束后由具有清洗消毒资质的专业机构对集中空调通风系统清洗消毒或更换一次部件。

6. 飞机、火车、汽车、轮船等交通工具　对于汽车、非全密闭火车、轮船等应关闭集中空调通风系统,并轻启窗户,加强通风。对于飞机、高铁等不能关闭集中空调通风系统的,应关小或完全关闭回风阀,全开新风阀,以提高系统的新风量,同时开启相应的排风系统。应加强对集中空调通风系统的清洁消毒,每月及疫情结束后清洗消毒或更换一次部件。

（三）集中空调清洗消毒要求

见本书"第二篇 消毒篇——五、新发呼吸道传染病终末消毒——（四）常见污染对象的消毒方法——14 空调——（2）"。

第三篇

个人防护篇

一、头面部防护用品（呼吸道防护）

（一）一次性使用医用口罩

1. 执行标准　《一次性使用医用口罩》（YY/T 0969）。

2. 主要技术指标

（1）细菌过滤效率不小于95%；

（2）口罩两侧面进行气体交换的通气阻力不大于49Pa/cm^2。

3. 主要特点　对细菌有一定的过滤效率。

4. 适用情形　普通门诊、病房的医务人员；普通民众购物、逛街、乘坐公共交通工具、日常办公、参加会议及其他非人员密集场所。

（二）医用外科口罩

1. 执行标准　《医用外科口罩》（YY 0469）。

2. 主要技术指标

（1）细菌过滤效率（BFE）不小于95%；

（2）颗粒过滤效率（PFE）不小于30%（非油性颗粒）；

（3）口罩两侧面进行气体交换的压力差不大于49Pa；

（4）合成血液穿透（2ml合成血液以16.0kPa压力喷向外侧面，内侧面不出现渗透）。

3. 主要特点　对颗粒物有一定的过滤效率，对血液、体液、分泌物等有一定的阻隔作用。

4. 适用情形　接触普通患者，远距离（>1m）接触有可疑相关症状的患者、对密切接触者观察等。普通门诊、病房工作医务人员；人员密集场所的工作人员，如机场、火车站等人员较多、相对密闭的场所；接触人员较多的警察、行政人员或服务人员等；保安、快递等从业人员；居家隔离人员及其家人；普通民众入医疗机构、人员密集场所也建议佩戴医用外科口罩。

（三）颗粒物防护口罩（KN95、N95、FFP2等）

1. 执行标准

（1）KN95口罩执行我国国家标准《呼吸防护用品 自吸过滤式防颗粒物呼吸器》（GB 2626）（表3-1）；

表3-1　《呼吸防护用品 自吸过滤式防颗粒物呼吸器》（GB 2626）过滤效率

过滤元件的类别和级别	用氯化钠颗粒物检测	用油类颗粒物检测
KN90	≥90.0%	不适用
KN95	≥95.0%	
KN100	≥99.97%	
KP90	不适用	≥90.0%
KP95		≥95.0%
KP100		≥99.97%

（2）N95口罩执行美国职业卫生安全研究所（NIOSH）制订的"42 C.F.R.pt.84 Approval of Respiratory Protective Devices"法规（见表3-2）；

表3-2　NIOSH "42 C.F.R.pt.84"法规

过滤元件的类别和级别	最低过滤效率
N95、R95、P95	≥95.0%
N99、R99、P99	≥99.0%
N100、R100、P100	≥99.97%

注：N类过滤元件仅限在无油性颗粒物的工作环境使用；
R类和P类过滤元件用于去除含油性液体颗粒的任何颗粒物

（3）FFP2口罩执行欧洲标准《EN 149:2001 +A1:2009 Respiratory protective devices-Filtering half masks to protect against particles-Requirements，testing，marking》（见表3-3）。

表 3-3　欧洲《EN 149》标准

分类	颗粒物测试最大透过率	
	氯化钠测试 (95L/min)	石蜡油测试 (95L/min)
FFP1	20%	20%
FFP2	6%	6%
FFP3	1%	1%

2. 主要特点　对颗粒物有较好的过滤效率,对血液、体液、分泌物等无阻隔作用,并且没有抗液体渗透性能。

3. 适用情形　短时间(<30 分钟)接触有可疑相关症状的患者。

(四) 医用防护口罩

1. 型号示例　3M 1860、1860S 或 9132;药品监管局认定的其他符合要求的医用防护口罩。

2. 执行标准　《医用防护口罩技术要求》(GB 19083)。

3. 主要技术指标

(1) 非油性颗粒过滤效率见表 3-4;

表 3-4　非油性颗粒过滤效率

等级	过滤效率
1 级	≥95%
2 级	≥99%
3 级	≥99.97%

(2) 吸气阻力不超过 343.2Pa(35 毫米水柱)(气体流量 85L/min);

(3) 合成血液穿透[2ml 合成血液以 10.7kPa(80mmHg)压力喷向口罩,内侧不出现渗透];

(4) 表面抗湿性(不低于 GB/T 4745-1997 中 3 级的规定);

(5) 密合性(良好,总适合因数不低于 100)。

4. 主要特点　对颗粒物有较好的过滤效率,对血液、体液、分泌物等有较好的阻隔作用,并且具有较好的抗液体渗透性能。

5. 适用情形　较长时间(≥30 分钟)接触有可疑相关症状的患者、疑似和确诊呼吸道传染病患者、接触可能产生喷溅的呼吸道传染病患者或进行检测等产生气溶胶操作。

(五) 护目镜、防护面罩(屏)

1. 型号示例 3M 1623AF、GA500 等。

2. 主要特点 佩戴舒适,视野清晰,可调节,密闭,防雾,有较好的防溅性。防护面罩(屏)应能包裹全部面部及两侧。

3. 适用情形 近距离接触有可疑相关症状的患者、疑似和确诊呼吸道传染病患者、接触可能产生喷溅的呼吸道传染病患者或进行检测等产生气溶胶操作。

(六) 半(全)面罩、动力送风过滤式呼吸器

1. 型号示例 半(全)面罩:3M FF 400 或 6700(小号)或 6800(中号)或 6900(大号),配合使用 3M 7093CN P100 高效滤棉盒或 2091CN P100 高效过滤棉。动力送风过滤式呼吸器:S855E 头罩配合 Jupiter 或 TR300 电机配合 P3 最高等级滤棉,或 BETM 10 电动送风系统,配合 P100 最高等级滤棉。

2. 执行标准 《呼吸防护 动力送风过滤式呼吸器》(GB 30864)。

3. 主要特点 应有较好的防溅性能,全面罩要有较好的透亮性。

4. 适用情形 针对呼吸道传染病有症状的密切接触者、疑似病例、确诊病例、无症状感染者,进行可能有体液喷溅或产生气溶胶操作时使用。

二、躯干部防护用品

(一) 隔离衣

1. 主要特点 对血液、体液、分泌物等有一定的阻隔作用,面料应能阻止轻微液体的渗透,袖口应为弹性收口。

2. 适用情形 远距离(>1m)接触有可疑相关症状的患者、短时间近距离接触有可疑相关症状的患者、对密切接触者观察等。

(二) 普通防护服

1. 主要特点 对颗粒物有较好的过滤效率,对血液、体液、分泌物等无阻隔作用,并且没有抗液体渗透性能。

2. 适用情形 短时间接触有可疑相关症状的患者。

(三) 医用防护服

1. 型号示例 杜邦 TMTYVEK® 特卫强 ® 医用一次性防护服医疗款和

普通胶条款或药品监管局认定的其他符合要求的医用防护服。

2. 执行标准 《医用一次性防护服技术要求》(GB 19082)的要求。

3. 主要特点 袖口、脚踝口应为弹性收口,针缝的针眼应密封处理,具有良好的防水、抗血液穿透性能。

4. 适用情形 较长时间接触有可疑相关症状的患者、疑似和确诊呼吸道传染病患者、接触可能产生喷溅的呼吸道传染病患者或进行检测等产生气溶胶操作。

三、四肢防护

(一)手套

1. 型号示例 橡胶(丁腈)手套或医用一次性乳胶手套,每副单独包装为佳。

2. 主要特点 弹性好,不易破损,手套长度能包裹袖口。

3. 适用情形 临床诊疗、护理、操作、流行病学调查、实验室检验等使用;接触患者、生物样本、医疗废物垃圾等时使用。

(二)鞋套

1. 型号示例 杜邦特卫强一次性使用鞋套。

2. 主要特点 防水,防渗透,不易破损,长度应能包裹脚踝以上。

3. 适用情形 对新发呼吸道传染病病例进行诊疗、护理、操作、调查、采样等时使用。

四、穿脱要求

个人防护用品的穿脱顺序对于专业人员预防新发呼吸道传染病感染非常重要。穿戴顺序错误,会导致防护不当;脱卸顺序错误,有可能因脱卸过程中受到病原体的污染而引起感染。

本篇所述穿脱顺序,根据既往循证证据及试验结论所得。以新型冠状病毒肺炎防控的防护为例,进行阐述。在防控新发呼吸道传染病时,可根据病原体特点、流行情况以及现场情形,进行相应调整。例如,现场需对全身进行消毒,则穿脱顺序不必拘泥于本篇内容。

个人防护用品穿脱的总原则为:穿戴时,尽可能防护到位;脱卸时,尽可能减少污染。此外,在穿戴个人防护用品前和脱卸个人防护用品后,应立即进行规范的手卫生。所有脱卸的一次性使用个人防护用品应作为感染性医疗废物进行处置,非一次性使用的防护用品应在指定的地点进行消毒处置。

(一) 穿戴防护用品顺序

1. 非连体防护服穿戴

(1) 戴口罩:一只手托着口罩,扣于面部适当的部位,另一只手将口罩带戴在合适的部位,压紧鼻夹,紧贴于鼻梁处。[戴医用防护口罩或全(半)面具呼吸器还需做气密性检查]。

(2) 戴上护目镜或防护面罩。

(3) 戴帽子:戴帽子时,注意双手不接触面部。

(4) 穿隔离衣或防护服。

(5) 穿长筒靴或保护性鞋套。

(6) 检查手套气密性,戴上手套,将手套套在防护服袖口外面。

2. 连体防护服穿戴

(1) 戴一次性帽子。

(2) 戴口罩或全面具[戴医用防护口罩或全(半)面具呼吸器还需做气密性检查]。

(3) 戴上护目镜或防护面罩(全面具无需佩戴)。

(4) 穿连体防护服(戴上防护服帽子)。

(5) 穿长筒靴或保护性鞋套。

(6) 检查手套气密性,戴上手套,将手套套在防护服袖口外面。

(二) 穿戴个人防护用品要点

穿戴前应先摘去戒指、耳环、项链、手镯、手表等饰品。

1. 戴帽子

(1) 长发者需将长发盘成发髻,刘海向上梳理(图 3-1)。

(2) 将帽子由额前罩于头部,尽量不让头发外露(图 3-2)。

2. 戴医用外科口罩 / 医用防护口罩

(1) 鼻夹侧应朝上、朝外。

(2) 须罩住鼻、口及下巴并贴紧。

(3) 戴医用外科口罩时:下方系带系于颈后,上方系带系于耳上方头顶后部;戴医用防护口罩时,先束下方束带于耳下方颈部,再束上方束带于耳上方

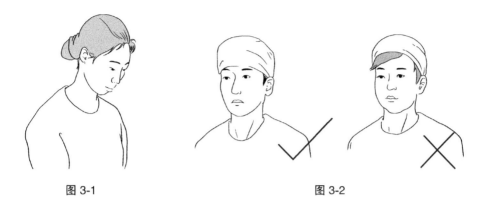

图 3-1　　　　　　　　　　　　　　　　图 3-2

头顶(图 3-3)。

(4) 用双手指尖向内按压鼻夹并向两侧移动,根据鼻梁形状塑造鼻夹。

3. 检查口罩气密性(医用防护口罩)

(1) 两手按压口罩前部,不要移动口罩位置(图 3-4)。

(2) 正压气密性试验:大口呼气,出现正压表明无漏气;如漏气,调整口罩位置或收紧束带;负压气密性试验:深吸气,如不漏气,口罩将紧贴面部;如漏气,无负压产生(图 3-5)。

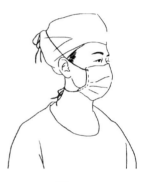

图 3-3

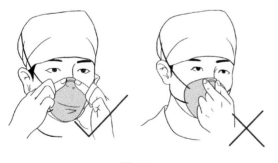
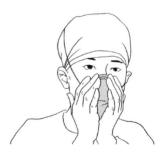

图 3-4　　　　　　　　　　　　　　　　图 3-5

4. 戴护目镜 / 防护面罩(屏)

(1) 应紧贴面部(图 3-6)。

(2) 通过调节束带进行调整(图 3-7)。

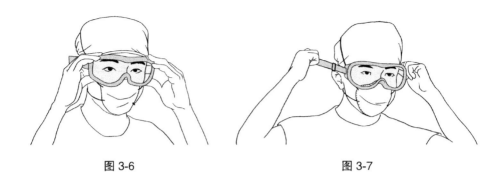

图 3-6　　　　　　　　　　　　　　　图 3-7

5. 穿隔离衣 / 防护服

（1）选择合适的规格并观察是否完好。

（2）手持衣领，拉开拉链。

（3）双手抓住防护服腰部拉链开口处，双腿伸入裤筒，再将双臂伸入衣袖内，举起手臂，将衣袖穿好（图 3-8、图 3-9）。戴好防护服的帽子。

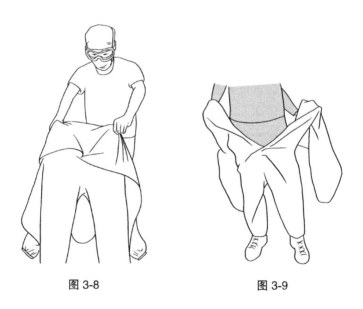

图 3-8　　　　　　　　　　　　图 3-9

（4）拉好拉链，揭开双面胶，并完整贴好。检查口罩与防护服结合部位的紧密性（图 3-10）。

（5）确保衣裤未外露于防护服袖口、裤口，必要时可束紧袖口、裤口（图 3-11）。

6. 穿防护鞋套

（1）选择合适的规格。

（2）防护服裤口包裹在防护鞋套的里面、防护鞋（靴）的外面。

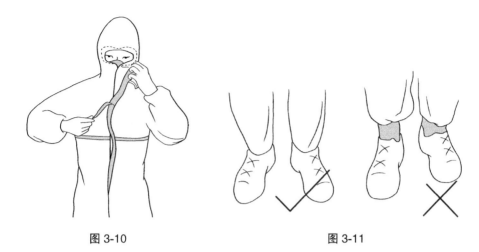

图 3-10　　　　　　　　　　　图 3-11

（3）系带系于脚踝外侧（图 3-12）。

7. 戴手套

（1）选择合适的规格。

（2）检查手套是否破损（图 3-13）。

（3）防护服袖口束于手套内（图 3-14）。

（4）操作时若发现手套破损，应立即更换。

8. 进入污染区。

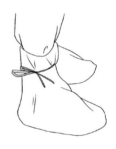

图 3-12

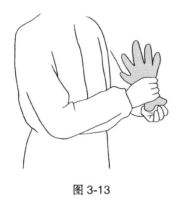

图 3-13

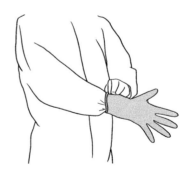

图 3-14

（三）脱卸防护用品顺序

1. 非连体防护服脱卸

（1）离开隔离室或污染区域。在隔离室外厅脱卸（不能污染其他的人）。

(2) 摘掉手套,将里面朝外,放入黄色的感染性医用废弃物袋中。

(3) 进行手卫生。

(4) 脱掉隔离衣或防护服及鞋套,将里面朝外,放入黄色的感染性医用废弃物袋中。

(5) 进行手卫生。

(6) 将手指反掏进帽子,将帽子轻轻摘下,将里面朝外,放入黄色的感染性医用废弃物袋中。摘下护目镜或面罩,重复使用的直接放入消毒液内消毒,或放入双层黄色的感染性医用废弃物袋中送指定地点消毒。

(7) 进行手卫生。

(8) 摘掉口罩。先将下面的口罩带摘下,再将上面的口罩带连同口罩一起摘下,注意双手不接触面部。

(9) 进行手卫生。

2. 连体防护服脱卸

(1) 离开隔离室或污染区域。在隔离室外厅脱卸(不能污染其他的人)。

(2) 摘掉手套(如戴双层手套,脱掉外层手套),将里面朝外,放入黄色的感染性医用废弃物袋中。

(3) 进行手卫生。

(4) 脱掉防护服及鞋套,将里面朝外,放入黄色的感染性医用废弃物袋中。

(5) 进行手卫生。

(6) 摘下护目镜或防护面罩。摘掉口罩或面具,先将下面的口罩带摘下,再将上面的口罩带连同口罩一起摘下,注意双手不接触面部。重复使用的护目镜、防护面罩或面具,直接放入消毒液内消毒,或放入双层黄色的感染性医用废弃物袋中送指定地点消毒。

(7) 进行手卫生。

(8) 将手指反掏进帽子,将帽子轻轻摘下,将里面朝外,放入黄色的传染性医用废弃物袋中。

(9) 进行手卫生。

(10) 脱掉内层手套(如戴双层手套),进行手卫生。

(四) 脱卸个人防护用品要点

首先移除污染最严重的部分。

由污染区进入潜在污染区:

1. 解开防护鞋(靴)系带,轻轻解开防护服密封条(图 3-15、图 3-16)。

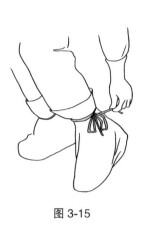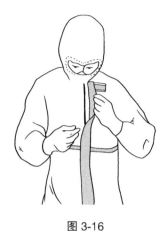

图 3-15　　　　　　　　　　　　　图 3-16

2. 脱手套

（1）不要接触手套外表面，内面朝外脱下，放入医疗废物专用包装袋中（图 3-17）。

（2）执行手卫生（图 3-18）。

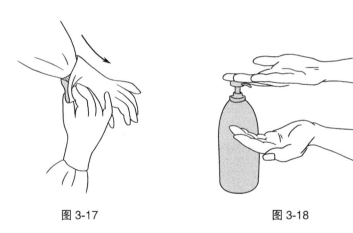

图 3-17　　　　　　　　　　　　图 3-18

3. 脱隔离衣 / 防护服及防护鞋套

（1）解开防护服拉链，先脱去防护帽部分，再将袖子脱出，然后双手抓住内面，将内面朝外轻轻卷至踝部，连同防护鞋套一起脱下（图 3-19、图 3-20、图 3-21）。

（2）将防护服内面朝外，轻轻放入医疗废物专用包装袋中（图 3-22）。

（3）执行手卫生。

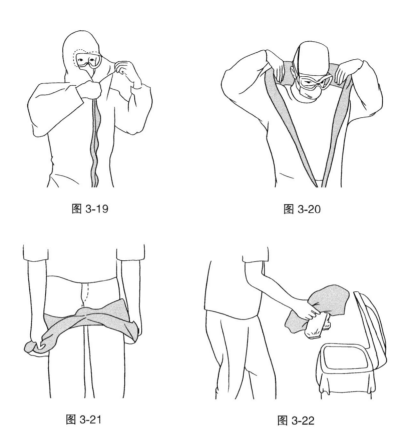

图 3-19   图 3-20

图 3-21   图 3-22

4. 脱面罩 / 护目镜

（1）抓住面罩 / 护目镜后侧的外边缘向后向上提拉，将面罩 / 护目镜轻轻摘下（图 3-23）。

（2）将面罩 / 护目镜放入消毒液中（图 3-24）。

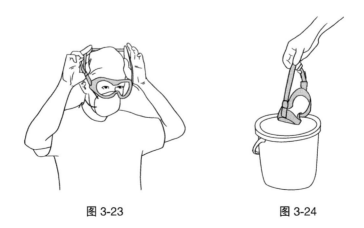

图 3-23   图 3-24

（3）执行手卫生。

5. 脱口罩

（1）先将口罩下面颈后系带解开（医用外科口罩）或用双手将束带拉过头顶松开（医用防护口罩），再将口罩耳上方的系带解开或束带拉过头顶松开，拿着系带或束带从前下方脱下（图3-25、图3-26）。

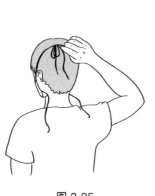 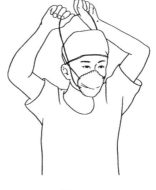

图 3-25　　　　　　　　　　图 3-26

（2）脱下口罩后，放入医疗废物专用包装袋中时内面朝外（图3-27）。

（3）执行手卫生。

6. 脱帽子

（1）双手插入帽子（耳后侧）内缘，将帽子轻轻取下，内面朝外，放入医疗废物专用包装袋中（图3-28、图3-29）。

（2）执行手卫生。

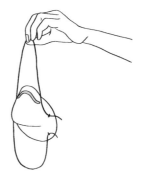

图 3-27

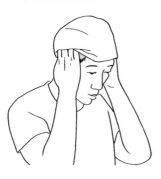 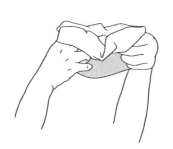

图 3-28　　　　　　　　　　图 3-29

（3）进入清洁区。

（五）其他注意事项

1. 个人防护用品（尤其是呼吸防护用品）质量对感染防护效果影响较大，应选择符合要求的产品。

2. 医用防护口罩每4小时应至少更换一次，遇污染或潮湿时，应及时更换。

3. 医用防护口罩或呼吸面具应在离开病房并关好门后才能脱掉，其他的个人防护用品应在走廊或患者病房外的缓冲间脱卸。

4. 离开隔离区前应对重复使用的防护用品如佩戴的护目镜或防护面屏、防护面罩、全面具、电动送风呼吸器等进行消毒。

5. 接触疑似病例时，防护用品应在接触每个病例之间进行更换。

6. 防护用品被患者血液、体液、污物污染时，应立即更换。

7. 在初次选用医用防护口罩或呼吸面具时，要进行适合性检验。在每次佩戴医用防护口罩或呼吸面具时应进行佩戴气密性自检。

第四篇

重点人群防控篇

一、医疗机构隔离和预防要点

（一）通用要求（含一般科室和病区）

1. 布局设置要求

（1）建筑布局应遵循《病区医院感染管理规范》（WS/T510）的要求，病区内病房、治疗室等各功能区域内的房间应布局合理，洁污分明，标识清楚。设施、设备应符合防控医院感染的要求，应设有适于隔离的房间。

（2）感染性疾病患者与非感染性疾病患者宜分室安置。同种感染性疾病、同种病原体感染患者宜集中安置，病床间距宜大于 0.8m；床单元之间可设置方便清洁消毒的隔帘。单排病床通道净宽不应小于 1.1m，双排病床（床端）通道净宽不应小于 1.4m。

（3）普通门诊、儿科门诊、感染疾病科门诊宜分开候诊。普通门诊流程清楚，路径便捷；儿科门诊相对独立成区，出入方便。门诊设预检分诊台、隔离观察室等。感染疾病科门诊应符合国家有关规定。急诊应设单独出入口，流程清楚，路径便捷；并设预检分诊、普通诊查室和适于隔离的诊查室。

（4）诊室通风良好，配备适量的流动水洗手设施和 / 或配备速干手消毒剂。

2. 隔离和预防原则

（1）针对所有患者的体液（血液、组织液等）、分泌物（不包括汗液）、黏膜和非完整皮肤均可能含有感染性因子的原则，医疗机构内所有患者和医务人员均需采取一系列预防感染措施。包括手卫生，根据预期可能的暴露选用手套、隔离衣、口罩、护目镜或防护面罩，安全注射，以及穿戴合适的防护用品处理患者污染的物品与医疗器械。

(2) 在标准预防措施的基础上,医疗机构应根据呼吸道传染病的传播途径(主要通过咳嗽或打喷嚏的飞沫传播和接触传播,在密闭的环境长时间接触存在气溶胶传播的可能,消化道等传播途径尚待明确)结合本院的实际情况,制定相应的隔离与预防措施。

(3) 适当限制患者的活动范围。患者病情容许时,佩戴医用外科口罩。患者外出检查,诊疗,手术、转科、转运等时,应通知相关接收部门或单位,同时采取有效措施,减少对其他患者、医务人员和环境表面的污染。接收部门或单位在患者离开后,应做好相应的清洁与消毒。

(4) 医疗机构各科室的医师在接诊过程中,注意询问患者有关的流行病学史、职业史,结合患者的主诉、病史、症状和体征等对来诊的患者进行传染病的预检。

(5) 配备合格、充足的感染预防与控制工作相关的设施和物品,包括体温计(枪)、手卫生设施与用品、个人防护用品、卫生洁具、清洁和消毒灭菌用品和设施等。

(6) 按《医疗机构消毒技术规范》(WS/T 367)的要求,落实诊疗环境和诊疗器械以及人员的清洁、消毒或灭菌工作。加强通风,必要时进行室内空气的消毒。

(二) 预检分诊点(处)

1. 医疗机构应严格执行《医疗机构传染病预检分诊管理办法》的规定,根据本机构的服务特性建立相应的预检分诊制度。

2. 预检、分诊点(处)应配备体温计(枪)、手卫生设施与用品、个人防护用品和消毒用品等,以便随时取用。诊疗区域应采取有效措施,避免人群聚集;保持良好的通风并定时清洁消毒。

3. 注意询问患者有关的流行病学史、职业史,结合患者的主诉、病史、症状和体征等对来诊的患者进行传染病的预检。

4. 设置醒目标识、告示、指引牌等,必要时安排专人引导发热患者至发热门诊就诊。医疗机构不具备传染病救治能力时,应及时将患者转诊到具备救治能力的医疗机构诊疗。经预检为需要隔离的传染病患者或疑似患者的,应将患者分诊至感染性疾病科或分诊点就诊,同时对接诊处采取必要的消毒措施。

5. 从事预检分诊的工作人员接诊患者时,应采取标准的预防措施,佩戴医用外科口罩或医用防护口罩,必要时戴乳胶手套。

6. 对发热患者和陪同人员及时提供口罩,并指导正确佩戴与丢弃。利用折页、宣传画、宣传海报、宣传视频等开展多种形式的宣教,宣教内容可包括手卫生、呼吸道卫生(咳嗽礼仪)和医疗废物的范围等。

(三) 发热门诊

1. 发热门诊建筑布局和工作流程应当符合《医院隔离技术规范》(WS/T 311)等有关要求。

2. 留观室或抢救室加强通风;如使用机械通风,应当控制气流方向,由清洁侧流向污染侧。

3. 配备符合要求、数量充足的医务人员防护用品,发热门诊出入口应当设有速干手消毒剂等手卫生设施。

4. 医务人员开展诊疗工作应当执行标准预防,正确佩戴医用外科口罩或医用防护口罩,戴口罩前和摘口罩后应当进行洗手或手卫生消毒。进出发热门诊和留观病房,正确穿脱防护用品。

5. 医务人员应当掌握呼吸道传染病感染的流行病学特点与临床特征,按照诊疗规范进行患者筛查,对疑似或确诊患者立即采取隔离措施并及时报告。

6. 患者转出后按《医疗机构消毒技术规范》(WS/T 367)进行终末消毒。

7. 医疗机构应当为患者及陪同人员提供口罩,并指导其正确佩戴与丢弃。

(四) 隔离病区(室)

1. 设置隔离病区(室)用于疑似或确诊患者的隔离与救治,建立相关工作制度及流程,备有充足的含高水平消毒因子的空气消毒剂和物体表面消毒剂,适宜的手消毒剂及工作服、一次性工作帽、一次性手套、医用防护服、医用防护口罩或动力送风过滤式呼吸器、防护面屏或护目镜、工作鞋或胶靴、防水靴套等个人防护用品。

2. 不具备救治条件的非定点医院,应当及时转到有隔离和救治能力的定点医院。等候转诊期间对患者采取有效的隔离和救治措施。

3. 隔离病区(室)设在医院相对独立的区域,有隔离标志。分为清洁区、潜在污染区和污染区,设立两通道和各区域之间的缓冲间。缓冲间两侧的门不应同时开启。建筑布局和工作流程应当符合《医院隔离技术规范》(WS/T 311)等有关要求。对疑似或确诊患者及时进行隔离,并按照指定规范路线由专人引导进入隔离区。

4. 呼吸道传染病疑似患者应安置在单人隔离房间;经病原学确诊的患者可安置于一室,两病床之间距离不少于 1.2m。

5. 疑似或确诊患者宜专人诊疗与护理,限制无关医务人员的出入。严格探视制度,原则上不设陪护。若患者病情危重等特殊情况必须探视的,探视者必须严格按照规定做好个人防护。

6. 对被隔离的患者,原则上其活动限制在隔离病房内,减少患者的移动和转换病房,若确需离开隔离病房或隔离区域时,应当采取相应措施如佩戴医用外科口罩,防止患者对其他患者和环境造成污染。疑似或确诊患者出院、转院时,应当更换干净衣服后方可离开,按《医疗机构消毒技术规范》(WS/T 367)对其接触环境进行终末消毒。

7. 在实施标准预防的基础上,采取接触隔离、飞沫隔离和空气隔离等措施。具体措施包括:

(1) 进出隔离病房,应当严格执行《医院隔离技术规范》(WS/T 311),正确实施手卫生及穿脱防护用品。

(2) 应当制定医务人员穿脱防护用品的流程;制作流程图和配置穿衣镜。配备熟练感染防控技术的人员督导医务人员防护用品的穿脱,防止污染。

(3) 用于诊疗疑似或确诊患者的听诊器、体温计、血压计等医疗器具及护理物品应当专人专用,若条件有限,不能保障医疗器具专人专用时,每次使用后应当进行规范的清洁和消毒。

(4) 按照《医院空气净化管理规范》(WS/T 368)规定,进行空气净化。有条件的可以安置在负压病房,设置负压病区(房)的医疗机构应当按相关要求实施规范管理。

8. 重症患者应当收治在重症监护病房或者具备监护和抢救条件的病室,收治重症患者的监护病房或者具备监护和抢救条件的病室不得收治其他患者。

9. 疑似或确诊患者死亡的,对尸体应当及时进行处理。处理方法为:用3 000mg/L 的含氯消毒剂或 0.5% 过氧乙酸棉球或纱布填塞患者口、鼻、耳、肛门等所有开放通道;用双层布单包裹尸体,装入双层尸体袋中,由专用车辆直接送至指定地点火化。患者住院期间使用的个人物品经消毒后方可随患者或家属带回家。

二、集中隔离观察点防控要点

(一) 场所及设施要求

1. 选址　选择的隔离观察场所要远离人群密集区,远离水源取水点,相对独立,与周围建筑有一定的隔离区域,并在周围建筑常年主导风向的下风向。场所应有便于隔离观察人员接收、疏散和转运的通道。隔离观察场所的房间数量充足,满足隔离观察人员每人一间单独隔离及医务、工作人员的需要。每层楼至少有两个通道。厨房、办公等辅助场所与隔离观察人员隔离观察场所相分离。隔离观察房间有独立的卫生设施和与外界联系的电话及宽带网络。

2. 功能划分　隔离观察场所划分为清洁区、潜在污染区和污染区,三区之间要有物理阻隔。污染区为隔离观察人员所在的房间,潜在污染区为与隔离观察房间相连的走廊,清洁区为除污染区、潜在污染区以外,与潜在污染区有物理阻隔的其他场所。观察场所设置清洁和污染两个通道,两个通道不得交叉。根据不同批次密切接触者的解除日期划分楼层或区域,各楼层或区域间不得相互交叉。隔离观察人员应在房间隔离观察,到潜在污染区时隔离观察人员必须戴上口罩,但不得走出潜在污染区。

3. 排泄物、污水和废物处置　隔离观察场所要有隔离观察人员的排泄物处理的化粪池。污水或直接接入市政污水处理系统,或于收集池存储,便于进行消毒处理,但不得直接排入河流等河道系统。

隔离观察人员的生活垃圾要有临时存放点,临时存放点要在偏僻、人员不易接触的地方。临时存放点设有垃圾箱(桶),垃圾箱(桶)必须有盖。

(二)工作内容

1. 测量体温和询问症状　隔离观察期间,负责医学观察的专业人员每日上、下午各对隔离观察对象测量体温一次,同时了解有无发热、咳嗽、流涕、咽痛等症状,并做好记录和数据报送。

2. 发现异常后的处置　隔离观察期间,如隔离观察对象出现发热、咳嗽、气促等症状时,首先由隔离观察场所的医疗机构专业人员核实观察对象的临床表现,进行鉴别诊断。如不能排除呼吸道传染病诊断的,应立即向隔离观察场所所在地的疾病预防控制中心报告。

疾病预防控制中心接到报后应立即派人赴现场进行核实。如情况属实,应立即进一步上报,同时开展流行病学调查和标本采集,并与120联系,用120救护车将患者送至辖区设有隔离留观室的医院作进一步诊治。

(三)接受和解除隔离观察对象的程序

1. 接受隔离观察对象的程序

(1)隔离观察人员抵达隔离观察场所后,工作人员发给隔离观察对象每人一只口罩,在工作人员带领下,经由专门通道到达隔离观察场所信息登记点。

(2) 逐一查验核对登记姓名、性别、身份证件、居住地址和联系电话等个人信息。

(3) 询问隔离观察人员有无异常症状,检测体温并做好记录。

(4) 告知隔离观察人员隔离观察期间的规定和注意事项。

(5) 根据一人一间的原则,将隔离观察对象送入隔离观察房间。

(6) 将所有隔离观察对象的个人信息进行汇总,移交给负责信息收集汇总的人员。

2. 解除隔离观察对象的程序

(1) 根据隔离观察通知单上的隔离观察时限,在解除隔离观察到达期限前一个小时,测量体温,询问健康状况。

(2) 对体温正常,无流感样症状者,出具隔离观察书面健康证明,解除医学观察。

(3) 由工作人员陪同离开隔离观察场所。

(四) 个人防护

隔离观察人员进入前应储备足够数量的防护用品。接收隔离观察人员前对进驻的工作人员和服务人员进行个人防护的培训。

1. 个人防护用品的选择

(1) 与隔离观察人员近距离接触或进行高感染风险操作时个人防护:在测量体温、诊疗、房间的清洁消毒或收集餐后餐具及剩余饭菜等活动中,工作或服务人员应事先穿戴一次性帽子、医用防护口罩、护目镜/防护面屏医用防护服、乳胶手套、一次性鞋套。

(2) 与隔离观察人员远距离接触或在潜在污染区操作时个人防护:在送饭、询问隔离观察人员需求等活动中,工作或服务人员应事先穿戴一次性帽子、一次性外科口罩(带鼻夹)、一般隔离衣、乳胶或橡胶手套、一次性鞋套。

(3) 接触发热、咳嗽、气促等症状的隔离观察人员时个人防护:当隔离观察人员出现发热、咳嗽等症状后,在进行测量体温、诊疗、房间的清洁消毒和转运时,按第(1)条个人防护要求执行。在进行诊疗或采样时,应加戴头罩或将护目镜换成全面具或更高级别防护。

(4) 探视人员:隔离观察期间,一般情况下不允许人员探望,特殊情况下需探望的,在隔离观察房间以外探望的,可按个人防护中第(2)条进行防护,当确需进入隔离观察人员房间的,将一次性外科口罩(带鼻夹)更改为医用防护口罩。

2. 个人防护用品的使用 在靠近潜在污染区的清洁区设有台面或橱柜，存放个人防护用品和免洗手消毒剂，还应设有垃圾箱（桶），内放医疗废物垃圾袋，必要时还要放置消毒盆或桶，用于护目镜的消毒。

个人防护用品的穿戴需在清洁区进行。脱卸在靠近清洁区的潜在污染区进行，脱卸的个人防护用品应放入医疗废物垃圾袋内，扎紧作为医疗废物处置。

3. 手卫生 工作或服务人员应教育隔离观察人员勤洗手。工作或服务人员在每次操作活动前后应进行洗手或手消毒，在饮食前进行洗手，以防止自身感染。

三、居家隔离观察防控要点

（一）观察随访者

1. 访视居家隔离医学观察人员时，若情况允许电话或视频访视，这时无需个人防护。访视时应当向被访视对象开展咳嗽礼仪和手卫生等健康宣教。

2. 实地访视居家隔离医学观察人员时，常规正确佩戴工作帽、医用外科口罩或医用防护口罩，穿工作服、一次性隔离衣。每班更换，污染、破损时随时更换。其他人员如物业保洁人员、保安人员等需接触居家隔离医学观察对象时，按居家隔离医学观察随访者要求使用防护用品，并正确穿戴和脱摘。

3. 需要采集呼吸道标本时，加戴护目镜或防护面屏，外科口罩换为医用防护口罩，戴乳胶手套。

4. 一般情况下与居家隔离医学观察人员接触时保持 1m 以上的距离。

5. 现场随访及采样时尽量保持房间通风良好，被访视对象应当处于下风向。

6. 需要为居家隔离医学观察人员检查而密切接触时，可加戴乳胶手套。检查完后脱手套进行手消毒，更换一次性隔离衣。

7. 接触居家隔离医学观察人员前后或离开其住所时，进行手卫生，用含醇的速干手消毒剂揉搓双手至干。不要用手接触自己的皮肤、眼睛、口鼻等，必须接触时先进行手卫生。

8. 不重复使用医用外科口罩或医用防护口罩，口罩潮湿、污染时随时更换。

9. 居家隔离医学观察随访者至少须随身携带：健康教育宣传单（主要是咳嗽礼仪与手卫生）、速干手消毒剂、护目镜或防护面屏、乳胶手套、医用外科口罩或医用防护口罩、一次性隔离衣、医疗废物袋。

10. 随访中产生的医疗废物，应放入黄色医疗废物袋中，密封好带回单位按医疗废物处置。

（二）医学观察人员

1. 居家隔离医学观察人员可以选择家庭中通风较好的房间隔离,多开窗通风,保持房门随时关闭,在打开与其他家庭成员或室友相通的房门时先开窗通风。

2. 在隔离房间活动可以不戴口罩,离开隔离房间前先戴外科口罩。佩戴新外科口罩前后和处理用后的口罩后,应当及时洗手。

3. 必须离开隔离房间时,先戴好外科口罩,洗手或手消毒后再出门。不随意离开隔离房间。

4. 尽可能减少与其他家庭成员接触,必须接触时保持 1m 以上距离,尽量处于下风向。

5. 生活用品与其他家庭成员或室友分开,避免交叉污染。

6. 避免使用中央空调。

7. 保持充足的休息时间和充足的营养。最好限制在隔离房间进食、饮水。尽量不要共用卫生间,必须共用时须分时段,用后通风并用酒精等消毒剂消毒与身体接触过的物体表面。

8. 讲究咳嗽礼仪,咳嗽时用纸巾遮盖口鼻,不随地吐痰,用后纸巾及口罩丢入带盖垃圾桶的专用垃圾袋内。

9. 用过的物品及时清洁消毒。

10. 按居家隔离医学观察通知,每日上午、下午测量体温,自觉发热时随时测量并记录。出现发热,咳嗽、气促等急性呼吸道症状时,及时联系隔离点观察人员。

（三）医学观察人员的家庭成员或室友

1. 佩戴医用外科口罩。

2. 保持房间通风。

3. 尽量不进入隔离观察房间。

4. 与居家隔离医学观察人员交流或提供物品时,应当距离至少 1m。

5. 注意手卫生,接触来自隔离房间物品时原则上先消毒再清洗。不与被观察者共用餐饮器具及其他物品。

（四）特殊人群中的密切接触者

1. 对 14 岁及以下的儿童密切接触者

（1）如父母或家人均为密切接触者,首选集中隔离医学观察,在做好个人防护和保持呼吸防护安全距离的情况下,儿童可与父母或家人同居一室。

（2）如仅儿童为密切接触者,可在社区医务人员指导下,做好个人防护和保持呼吸防护安全距离,由家人陪同儿童居家医学观察;有基础疾病的人员和老年人不能作为儿童的陪护人员。

2. 对于半自理及无自理能力的密切接触者

（1）原则上实施集中隔离医学观察措施,由指定人员进行护理。

（2）如确实无法进行集中隔离医学观察,可在社区医务人员指导下,采取居家隔离医学观察。有基础疾病的人员和老年人不能作为陪护人员。

四、学生和儿童防控要点

（一）散居儿童

1. 日常预防

（1）尽量不带孩子出门,尤其是公共场所或密闭空间如商场、剧院、儿童娱乐城等。不要带孩子走亲访友,聚会聚餐。

（2）如果必须外出,一定要戴上口罩,陪同家属也戴好口罩;尽量不乘坐公共交通工具,尽可能远离其他人,保持 1m 以上距离。

（3）勤洗手。外出回来后及时洗手;饭前便后,咳嗽打喷嚏后,跟孩子玩耍前和孩子游戏玩耍后需洗手;家长外出回家后要更换衣物和鞋,洗手后才能抱孩子。

（4）尽量减少接触公共场所的公共物品和部位,教育孩子外出时不要到处乱摸,不确定手是否清洁时,避免用手接触口、鼻、眼。

（5）做好“咳嗽礼仪”,养成打喷嚏或咳嗽时用纸巾或袖肘遮住嘴巴、鼻子的习惯。外出无洗手条件时,咳嗽、打喷嚏或给孩子擦鼻涕后,家长可使用含醇的免洗手消毒剂消毒双手。

（6）居室保持清洁,空气清新、温度适宜,每日定时通风,但需注意保暖,避免受凉感冒。

（7）谢绝他人触摸婴幼儿或近距离对儿童说话,避免与呼吸道感染者以及两周内去过疫情高发地区的人群接触。

（8）不要用嘴尝试或咀嚼食物后喂食孩子,不要用嘴吹气的方式让食物变凉后给孩子喂食,不与孩子共用餐具,不亲吻孩子,不对孩子呼气喘气。

（9）保持儿童生活作息规律、睡眠充足、健康饮食,经常运动,增强抵抗力。

（10）母乳是提高新生儿免疫力最好的"药物"，6 月龄以内婴儿坚持纯母乳喂养，6 月龄以后在合理添加辅食的同时，建议继续哺乳到 24 个月或以上。

2. 孩子有异常情况时

（1）若儿童出现发热、咳嗽等症状，但确定无外出、没有接触过感染患者，可先监测儿童体温，居家治疗普通的呼吸道感染。

（2）如果体温持续不降或咳嗽加重，出现呼吸困难、精神状态不佳等，建议就近到开设儿科门诊的医院，遵医嘱进行检查和治疗。前往就医时做好个人防护，并尽量避免乘坐公共交通工具。

（3）如果需要就医应给孩子佩戴口罩，但家长需随时注意儿童有无呼吸困难等不适情况。年龄极小的婴幼儿不能戴口罩，否则存在引起窒息的风险，若孩子必须出门，建议尽量与无防护的人保持距离。

（4）外出无洗手条件时，咳嗽、打喷嚏或给孩子擦鼻涕后，家长使用含醇的免洗手消毒剂消毒双手。

3. 当孩子的照护者出现可疑症状时

（1）如果孩子的家长或其他照护者出现发热、干咳、咽痛、胸闷、呼吸困难、乏力、恶心、呕吐、腹泻、结膜炎、肌肉酸痛等可疑症状时，在家中也应佩戴口罩，并适当居家隔离。

（2）与儿童脱离接触。如果母亲出现可疑症状应暂停母乳喂养，直至患者体温恢复正常 3 天以上，所有症状消失，期间儿童应暂时交由其他健康照护者照顾。

（3）如果与孩子有密切接触的家长或照护者被诊断为疑似病例或确诊病例，儿童需居家隔离医学观察或集中隔离医学观察，期限为自最后一次与病例发生无有效防护的接触后一个最长潜伏期。根据实验室检测结果一旦排除诊断，可解除医学观察。

（二）托幼机构和中小学校、中等职业学校

1. 晨检　托幼机构在每天儿童入园进入班级前，由卫生保健人员对儿童健康状况进行询问与观察。中小学校和中等职业学校每天早晨第一节课前，由班主任对学生健康状况进行询问与观察。学生在进教室前应先洗手。

询问和观察要点为：①呼吸道传染病相关症状：发热［腋下温度≥37.3℃或额头温度≥36.8℃（具体温度根据不同新发呼吸道传染病临床特点确定）］、咳嗽、乏力、呼吸不畅、腹泻、流涕、咳痰等。②其他传染病相关症状：发热、皮疹或疱疹（眼结膜、皮肤、口腔黏膜）、呼吸系统症状（咳嗽、咽喉痛、流涕、呼吸不畅）、消化系统症状（呕吐、腹泻、腹痛）、腮腺肿痛、黄疸、结膜充血、头痛、精

神状态不佳等。如发现传染病相关症状或其他异常时,应立即告知学校疫情报告人和卫生保健人员,并做好记录。

针对缺课缺勤的学生/儿童,班主任应通过电话等方式直接向学生或家长调查了解缺课缺勤原因。若因疾病或不适症状缺课缺勤,应继续询问所患疾病或症状信息。对于疾病信息,需请家长提供医疗机构诊断证明材料;对于症状信息,若存在多种症状,需询问并完整记录。

2. 全日健康观察和健康巡查　托幼机构儿童在园期间,在卫生保健人员指导下,由班主任、保育员负责开展全日健康观察,并做好记录。中小校和中等职业学校学生在校期间,在卫生保健人员指导下,由班主任负责开展全日健康巡查,并做好记录。

全日健康观察和健康巡查要点同晨检,如发现症状或其他异常时,应及时告知学校疫情报告人,并做好记录。

托幼机构、学校教职员工在校(园)工作期间因生病或有不适症状而离岗的,应及时告知学校疫情报告人,并由学校疫情报告人做好记录。

3. 因病缺课缺勤报告　学校做好缺勤、早退、请假记录,如发现学生中出现可疑症状,应立刻向疫情管理人员报告。班主任负责追踪学生(儿童)缺课缺勤原因,并做好记录。学校疫情报告人每天核实学生(儿童)和教职员工因病缺课缺勤信息。

4. 落实日常预防性消毒　学校应有专人负责,按照相关规定,做好日常清洁和预防性消毒。日常预防性清洁和消毒应着重做好以下工作:

(1) 呼吸道传染病疫情流行期间,应暂停使用集中空调;分体空调设备开学使用前应清洗过滤网和过滤器,使用过程中每周清洗过滤网和过滤器一次,必要时对其进行消毒。

(2) 学校教室、活动室、就餐场所、卧室(宿舍)尽量保持开窗通风。至少每天上午和下午开窗通风 1 次(或使用循环风空气净化消毒器),每次 30 分钟以上。通风条件不良的建筑,需采用机械通风换气。

(3) 加强洗手和手卫生。加强对工作人员和学生洗手的培训和宣教,使其能正确掌握洗手的时机和洗手的步骤。学校应保证足量、合格且方便使用的洗手设施和干手物品。

(4) 加强环境物体表面消毒,具体消毒要点参照"第五篇　重点场所消毒篇——一、学校消毒技术要点"执行。

5. 做好个人防护　配置和使用化学消毒剂时,应做好个人防护,穿工作服、戴手套,必要时戴口罩,并确保有足够的通风。保健老师或校医处置可疑病例时,应做好个人防护。摘除手套和脱卸个人防护用品后应及时彻底清洗双手。

6. 可疑病例隔离　经初步识别怀疑为呼吸道传染病可疑病例的,保健老师(校医)应对其进行隔离观察,暂时不参加班级活动,避免接触其他学生,立刻通知家长带其离园(校)就医,追踪学生的就医情况。

隔离观察区域内可疑病例接触过的所有物品都应经严格消毒处理后方可继续使用;餐饮具每次使用后应严格按消毒→清洗→消毒的程序操作。患者离开后,保健老师(卫生老师)需对隔离观察区域进行彻底消毒。

7. 医学观察　确诊病例所在班级的学生集中住宿或居家观察,每日上午和下午做好体温自测和报告。观察期为自确诊病例离开学校的最后一天起至一个最长潜伏期。

集中住宿者中有发热等症状的人员,由学校落实专车送至就近医疗机构发热门诊就诊;居家隔离者中有发热等症状的人员,应及时主动联系负责隔离观察(留验)的工作人员,佩戴口罩,由工作人员陪同至就近指定医疗机构的发热门诊就诊。

8. 密切接触者管理　学生或教职员工的家庭成员有确诊或疑似病例的,学生或教职员工应立即报告。作为密切接触者,按照无发热等症状的重点人员隔离观察流程与要求,实施居家或集中隔离观察。观察期为密切接触者与确诊病例或疑似病例最后一次接触开始计算,观察一个最长潜伏期。

9. 终末消毒　如果出现确诊病例或疑似病例,按照相关要求,在疾病预防控制机构专业人员的指导下,及时对病原体可能污染的环境和物品开展终末消毒。

10. 其他控制措施

(1) 有过疫情高发地区居住史或旅行史的学生,居家观察一个最长潜伏期期满,无异常症状,方可返校。

(2) 尽量减少不必要外出,避免接触其他人员。

(3) 学校应尽量避免组织大型集体活动。教室、宿舍、图书馆、活动中心、食堂、礼堂、教师办公室、洗手间等活动区域,加强通风清洁,配备洗手液、手消毒剂等。

(4) 校内如果发生呼吸道传染病疫情,学校应配合和协助所在地疾病预防控制机构开展流行病学调查及标本采集工作。及时严格执行关班和关校的要求,并主动落实疾病预防控制机构提出的各项防控措施。

(5) 采取线上形式对师生员工开展呼吸道传染病防控知识的普及教育,养成"咳嗽礼仪""正确洗手"等良好的卫生习惯和健康的生活方式。

（三）高校

1. 制定和完善防控工作要求　防控要求包括：开学准备工作方案、学校突发公共卫生事件应急预案；学校传染病疫情及突发公共卫生事件的报告制度，学生晨检制度，因病缺勤缺课登记、追踪制度，复课证明查验制度，学生健康管理制度，应急心理干预方案，环境卫生检查通报制度，传染病防控的健康教育制度，宣传制度，消毒、隔离制度，清洁制度等。

注重对校医、辅导员、保安人员和食堂负责人等关键岗位人员的防控知识和要求培训。

学校应针对开学准备工作进行包括疫情防控、后勤保障、突发应急处置等内容的专项评估和隐患排查，条件不具备或隐患未解决的暂缓开学。

2. 体温测量和健康观察　严格按照疫情防控的最新要求开展健康申报和隔离观察等工作。加强对师生员工进行健康观察，做好学生和在岗工作人员的体温检测工作。在校学生和教职员工应每日测量体温，有专人收集体温测量的情况，出现发热患者要先隔离并引导及时就医。

学校在摸清情况的基础上，通知重点地区返回人员返回后集中隔离观察或居家隔离一个最长潜伏期，重点地区返回人员应在到校日测量体温，并进行健康申报，要求如实填报《健康状况信息登记表》。学校根据收集的信息引导学生和教职员工到相应的隔离区域进行隔离。观察期为自重点人员离开疫情高发地区或途经疫情高发地区最后一天起至一个最长潜伏期结束。

人员在隔离期间如出现发热等可疑症状，应及时主动联系负责隔离观察（留验）的工作人员，佩戴口罩，由工作人员陪同至指定医疗机构的发热门诊就诊。综合临床表现和实验室检测结果诊断为确诊病例的，由专用救护车转送至定点医疗机构进行集中隔离治疗；如排除，解除隔离治疗或转相应科室治疗其他疾病。确诊病例的密切接触人员按照无发热等症状的重点人员隔离观察流程与要求，实施居家或集中隔离观察。观察期为密切接触者与确诊病例最后一次接触开始计算，观察至一个最长潜伏期结束。

3. 人员管理　人员进校前必须经过体温检测，师生凭有关证件进校，严格控制校外人员、车辆进入学校，做好进校登记。外来人员未经许可不得进入校园，快递、外卖禁止进校。做好留校学生每日住宿情况的登记，严禁校外人员留宿学生宿舍，有条件的学校设置隔离安置床位，杜绝留宿、外借等问题。

教工原则上只在教工食堂用餐；做好学生食堂餐饮保障，尽可能避免集中就餐，倡导学生分散、错峰就餐，减少外卖；自助餐厅暂停开放。各食堂以盒饭、套餐形式供餐，以免因选餐造成人员聚集、飞沫污染食品等情况。

校内的教学、公共活动设施、学校体育场馆等场所除了保证本校师生使用之外一律关闭。

疫情期间,严格压缩各类会议规模、数量和频次,暂缓跨校、跨地区人员聚集性活动,暂缓到重点疫情防控地区参加活动,取消考试和活动安排,严禁组织大型活动。不得在规定的开学时间前举行任何形式的线下教学活动。

除必须的保障需要外,校内服务单位原则上应停业。确需运营的,应向校方报备,工作人员数降至最低保障量,并固定服务人员。从事饮食、饮水的从业人员须持有效健康证上岗。服务人员名单上报,学校按人员信息每日开设通道放行入校,其他人员一律不得入校。

4. 落实日常预防性消毒　做好校园环境卫生整治工作,储备必需的消毒物资。根据不同场所的特点开展预防性消毒,特别做好食堂、集中住宿区域、厕所、垃圾厢房、电梯和隔离区域等处的卫生消毒。日常预防性清洁和消毒应着重做好以下工作:

(1) 暂停使用集中空调;分体空调设备开学使用前应清洗过滤网和过滤器,使用过程中每周清洗过滤网和过滤器一次,必要时对其进行消毒。

(2) 加强洗手和手卫生。加强对工作人员和学生洗手的培训和宣教,使其能正确掌握洗手的时机和洗手的步骤。学校应保证足量、合格、且方便使用的洗手设施和干手物品。

(3) 加强环境物体表面消毒。具体消毒要点参照"第五篇　重点场所消毒篇——一、学校消毒技术要点"执行。

餐饮场所:食堂公共区域使用期间保持开窗通风,每日 2 次(下午、夜间)关闭门窗使用紫外灯进行消毒。食堂桌椅每日 2 次(下午、夜间)使用 500mg/L 有效氯溶液擦拭消毒。

学生公寓(教师公寓):寝室楼道、公共浴室等公共区域,每日夜间 21:00 后或使用完毕后,使用 500mg/L 有效氯消毒液喷洒消毒。学生按需向宿管申请进屋消毒,使用 500mg/L 有效氯消毒液,对寝室、卫生间等区域进行喷洒消毒。向学生提供个人消毒及防护用品,督促学生每日做好环境卫生和个人卫生,加强手卫生。

校内公共场所(教室、实验室、体育场所、图书馆等):公共教室仅供教学使用,暂停活动、自习。公共教室、图书馆、体育馆、公共实训室等共用空间、学校行政办公窗口部门,全天保持通风状态。中央空调暂停使用。每日夜间对公共设施使用 500mg/L 有效氯消毒液喷洒消毒。对话筒、键盘、电子教鞭、考勤机、讲台把手、校内 ATM 机等设备用 75% 乙醇或 1% 过氧化氢湿巾擦拭消毒。校园饲养动物进行封闭管理,每天一次对动物饲养区域进行消毒。

车辆:学校公车当日使用完毕后,车内用 1% 过氧化氢湿巾擦拭消毒。

垃圾:公共区域设置废弃口罩、手套等专用设施,并有明显的指引标志。医院(卫生室)和独立的隔离场所产生的垃圾要用医疗废物袋及时清运。未清运的垃圾要置于有盖的桶内,每天用含有效氯 1 000mg/L 消毒液喷洒垃圾桶内外表面等;按照《医疗废物垃圾管理办法》和《生活垃圾分类制度实施方案》,做好不同垃圾的分类处理。

5. 做好个人防护　配制和使用化学消毒剂时,应做好个人防护,穿工作服、戴手套,必要时戴口罩,并确保有足够的通风。保健老师或校医处置可疑病例时,应做好个人防护。脱卸个人防护用品后应及时彻底清洗双手。

6. 报告　建立学校、院(系、部)、班级三级防控工作联系网络,及时收集和报送相关信息。明确学校各级疫情报告人,及时向有关单位报送信息。

明确学校、属地卫生健康部门、疾病预防控制机构、医疗机构/定点医院联系人及其联系方式,加强沟通,取得专业技术支持,开展联防联控。

7. 应急处置和医学观察　根据疫情防控最新文件要求制定突发公共卫生事件预案,包括组织管理、职责分工、工作流程和内容。对本校出现的感染病例及时报告、送医、消毒和隔离,对密切接触者进行隔离观察。

准备充足疑似病例、密切接触者隔离的场所,按照规定开展人员分流、消毒工作。完善相应的设施设备、专业人员、医疗条件、生活条件保障。

确诊病例所在班级的学生集中住宿或者居家观察,每日上午和下午做好体温自测和报告。观察期为确诊病例离开学校的最后一天起一个最长潜伏期。

集中住宿者中出现发热等可疑症状的人员,由学校落实专车送至就近医疗机构发热门诊就诊。校门口设置临时等候区,可疑症状人员佩戴口罩进入等候区等候送医。指定专用送医车辆,车辆驾驶员佩戴医用外科口罩或 KN95 及以上颗粒物防护口罩或医用防护口罩、护目镜、手套、隔离衣或防护服等防护用品。车辆全天使用后消毒。接运学生期间,车辆不作其他用途。车辆仅乘坐相应学生和驾驶员。学生物品现场喷洒或擦拭消毒处理后送隔离区代保管。医院检查结果如排除感染,回校后车辆直送隔离观察区,领取物品,入住医学观察区 14 天(或最长潜伏期)。医院检查结果如不能排除感染,待康复后返校。

居家隔离者中出现发热等可疑症状的,应及时主动联系负责隔离观察(留验)的工作人员,佩戴口罩,由工作人员陪同至就近指定医疗机构的发热门诊就诊。

8. 终末消毒　如果出现患者或者疑似患者,按照相关要求,在疾病预防控制机构专业人员的指导下,及时对病原体可能污染的环境和物品开展终末消毒。

9. 其他控制措施

(1) 有过疫情高发地区居住史或旅行史的学生,居家观察至一个最长潜伏期期满,无异常症状,方可返校。出现发热、咳嗽、乏力、咽痛等身体不适症状者,应及时就医,待症状消失,身体痊愈后方可返校。

(2) 尽量减少不必要外出,避免接触其他人员。

(3) 充分运用信息化手段开展教学、管理、服务和有关数据采集、信息监测工作,防止交叉感染,控制疫情传播。

(4) 校内如果发生呼吸道传染病疫情,学校应配合和协助所在地疾病预防控制机构开展流行病学调查及标本采集等工作。及时严格执行关班和关校的要求,并主动落实疾病预防控制机构提出的各项防控措施。

(5) 采取多种形式对师生员工开展线上呼吸道传染病防控知识的普及教育,养成"咳嗽礼仪""正确洗手"等良好的卫生习惯和健康的生活方式。

五、老年人防控要点

(一) 居家老年人

1. 确保老年人掌握预防呼吸道传染病的个人防护措施、手卫生要求,培养良好的卫生和健康习惯,避免共用个人物品,注意通风,落实消毒措施。倡导老年人养成经常洗手的好习惯。

2. 老年人出现发热、咳嗽、咽痛、胸闷、呼吸困难、乏力、恶心呕吐、腹泻、结膜炎、肌肉酸痛等可疑症状时,应采取以下措施:

(1) 自我隔离,避免与其他人员近距离接触。

(2) 对其健康状况进行评估,视病情状况送至医疗机构就诊,送医途中应佩戴医用外科口罩,尽量避免乘坐公共交通工具。

(3) 曾与可疑症状者有过无效防护的密切接触者,应立即登记,并进行医学观察。

(4) 减少不必要的聚会、聚餐等群体性活动,不安排集中用餐。

(5) 若出现可疑症状的老年人被确诊,其密切接触者应接受一个最长潜伏期医学观察。患者离开后(如住院、死亡等),应及时对其住所进行终末消毒。具体消毒方式由当地疾病预防控制机构的专业人员或具有资质的第三方操作或指导。未消毒前,该住所不建议使用。

(二) 集体生活的老年人(养老机构)

新发呼吸道传染病疫情流行期间,建议养老机构实施封闭式管理,原则上不接待外来人员走访慰问,老年人不能离院外出,不再接受新入住老年人,必须外出的老年人,回到养老院后应密切观察。

1. 日常预防措施

(1) 建立疫情防控工作机制:养老机构负责人全面负责防控工作,制定有效防控方案和应急预案,并组织实施,加强应急值守。

(2) 加强进出人员管理:通过公告、电话、短信、网络、邮件等多种方式向老年人及家属发布养老机构防范疫情安排和相关服务通知。暂停来访咨询接待业务,减少不必要的人员进出。对特殊情况(老年人病重、病危、病故、失能由亲属长期陪伴照顾等)到访家属做好登记核查、体温检测、安全提示等工作。因特殊情况到访人员应当在指定的区域和路线活动,并遵守相关防控要求。根据防控需要,必要时实施封闭式管理,暂停接待外来人员探视和接收老年人新入住。

(3) 管理返院人员:因特殊原因外出后返回的老年人应当了解其前期生活情况,并做好相关检查,如接触疫区人员或接触有感染症状人员,要劝导其暂缓返回或在院内隔离区进行隔离,待医学观察期结束无异常后方可返回生活区。

(4) 避免人员聚集:养老机构内不举办聚集性活动。

(5) 开展健康教育和心理调节:有针对性地开展疫情防控知识宣传,积极倡导讲卫生、除陋习,摒弃乱扔、乱吐等不文明行为,使老年人和工作人员充分了解健康知识,掌握防护要点。加强老年人和工作人员心理调节,纾解焦虑恐惧情绪,引导其保持正常作息、规律生活。

(6) 保持良好卫生和健康习惯:指导老年人和工作人员保持良好的健康习惯,房间多通风,保持家居、餐具清洁,做好个人防护,正确佩戴一次性使用医用口罩或医用外科口罩,保持手卫生。规范供餐,不购买和食用野生动物,相关工作人员避免前往贩卖活禽或野生动物的市场。

(7) 治理环境卫生:对老年人入住区域、垃圾箱(房)等重点场所进行卫生清理,处理垃圾、污水、污物,消除鼠、蟑、蚊、蝇等病媒生物孳生环境,做好养老机构内消毒工作。

(8) 准备物资:置备必需的防控物资,如体温计、口罩、消毒用品等。

(9) 监测健康状况:主动做好入住老年人和工作人员的健康监测,每日测量体温。对患有慢性病的老年人,加强营养和血压、血糖等指标的监测,规律用药,做好慢性病防控。

(10) 及时就医:老年人若出现感染可疑症状(包括发热、咳嗽、咽痛、胸闷、呼吸困难、轻度纳差、乏力、精神稍差、恶心呕吐、腹泻、头痛、心慌、结膜炎、轻度四肢或腰背部肌肉酸痛等),及时送医,并尽量避免乘坐公共交通工具,老年人及其陪护人员应始终佩戴口罩。一旦发现疑似感染的工作人员,应立即停止其工作,督促其到指定医疗机构检查。

2. 出现病例时　机构中出现入住老年人或工作人员确诊感染的,除上述10项措施外,还包括:

(1) 落实疫情监测报告责任:对确诊病例,立即协助转送至定点医院进行诊治,并及时向当地疾病预防控制机构和上级部门报告。

(2) 人员隔离:有可疑症状老年人时,及时对出现可疑症状的老年人进行单间自我隔离,由医护人员对其健康状况进行评估,视病情状况送至医疗机构就诊,并暂停探访活动。

(3) 管理密切接触者:协助疾病预防控制机构对密切接触者(接触的其他老年人及其护理人员等)开展排查并实施一个最长潜伏期居家或集中医学观察。每日至少进行 2 次体温测定,随访健康状况,指导其监测自身情况变化,并随时做好记录。

(4) 加强消毒:协助当地疾病预防控制机构做好养老机构内清洁消毒工作。

六、孕产妇和新生儿防控要点

(一) 助产机构

1. 加强院感防控,根据医院条件,尽可能为产科门诊及病房设置独立进出通道。

2. 通过微信、APP、电话、视频、线上孕妇学校等方式加强对孕产妇进行健康教育和咨询指导,帮助孕产妇做好自我监测和居家防护。

3. 根据孕产妇具体情况,必要时可适当调整产检时间。对有妊娠合并症/并发症等的高危孕产妇,指导其按时接受产前检查,出现异常情况应及时就医,避免因担忧、恐惧而延误病情。

4. 指导孕产妇正确识别和应对临产征兆,及时前往助产机构住院分娩。对原建档机构为新发呼吸道传染病救治定点医院的孕产妇,要及早作出合理安排,并及时告知孕产妇,减轻其焦虑感;对其中邻近预产期的,要协调落实产检及分娩机构,并及时通知到人,确保衔接。

5. 在有条件的助产机构设置发热门诊,并及时向社会公布机构名单。

6. 建立预检分诊制度,及时识别可疑病例,对出现发热、乏力、干咳等症状且有流行病学史的孕产妇,要由专人指引到发热门诊就诊。对于能够明确排除疑似感染的孕产妇,可转至普通门诊就诊。对于疑似或确诊孕产妇,按照规定尽快转诊至定点医院。严禁让疑似或确诊孕产妇自行转诊。

7. 落实母婴安全五项制度,将确诊孕产妇纳入"紫色"妊娠风险管理,综合评估孕产妇健康状况,落实高危孕产妇专案管理。指定综合救治能力强的医疗机构作为定点医院,为疑似和确诊孕产妇提供疾病救治和安全助产服务,确保母婴安全。

8. 孕产妇在转诊至定点医院前,产程已发动或急需终止妊娠来不及转运的,所在医疗机构应当做好隔离防护措施,在产妇分娩后及时评估产妇健康状况,确认安全后转运至定点医院落实后续治疗措施。

(二) 孕产妇产时管理

1. 疑似或确诊感染产妇分娩的新生儿,经新生儿科评估一般情况良好的,转入新生儿隔离观察病区。

2. 疑似感染产妇连续 2 次核酸检测阴性的,新生儿可转出隔离观察病区,实施母婴同室或居家护理;如母亲核酸检测阳性,新生儿隔离观察至少应当达到一个最长潜伏期。

3. 确诊感染产妇分娩的新生儿,应当在隔离观察病区观察至少 14 天(或最长潜伏期)。

4. 疑似或确诊感染产妇分娩的新生儿如出现反应欠佳、呼吸困难、发热或有其他重症临床表现的,应当及时转入新生儿救治能力强的定点医院。

5. 疑似或确诊感染产妇分娩的新生儿转运时,要严格按照相关的转运要求执行。

6. 如产妇为疑似病例、确诊病例或确诊后未痊愈者,暂停母乳喂养。可采用经巴氏消毒后的母乳库的母乳喂养。母亲定期挤出乳汁,保证泌乳,直到排除或治愈病毒感染后,方可母乳喂养。

(三) 居家预防要点

1. 保持居室空气清新,温度适宜,适时开窗,避免过冷或过热,以免感冒。

2. 孕产妇的毛巾、浴巾、餐具、寝具等生活用品单独使用,避免交叉感染。

3. 随时保持手卫生。饭前便后,用流动水和皂液洗手,不方便时可使用含醇的免洗手消毒剂;不确定手是否清洁时,避免用手接触口、鼻、眼;打喷嚏或咳嗽时,用纸巾或手肘遮住口鼻。

4. 生活规律,睡眠充足;保持营养均衡,清淡饮食,避免过度进食,多饮水;适当运动,控制体重;保持良好心态,增强自身抵抗力。

5. 避免亲朋好友探视,避免与呼吸道感染者以及两周内去过疫情高发地区的人群接触。

6. 产妇(疑似病例、确诊病例和确诊后未痊愈者除外)坚持做好母乳喂养,哺乳前要正确洗手。

(四) 自我健康监测和管理

1. 做好自我健康监测。注意每日测量体温、体重变化,有无呼吸道感染症状,定期监测胎动。

2. 孕早期孕妇,如果 B 超已确认过宫内孕,出现轻微腹疼或少量流血,可自行在家休息观察;如果反复不规则少量流血,应及时咨询预约妇产科医生后进行 B 超检查,排除胎停育;如果腹疼加重或流血量加大或未经 B 超确认宫内孕,应及时电话咨询妇产医生后,遵医嘱就医。

3. 应根据孕妇具体情况(如孕周、是否有特殊检查等)决定产检时间是否需要适当调整。在疫情高发期间,孕妇如无特殊情况,可与产科医师协商适当延后产检时间,自行居家监测胎儿宫内情况(胎动)。必须产检时,应提前预约,做好防护,并尽量缩短就医时间。存在妊娠合并症或并发症的孕产妇及28 周以上妊娠晚期孕妇,要严格遵医嘱治疗。孕期出现异常情况(头痛、视物不清、心慌气短、血压升高、阴道出血或流液、异常腹痛、胎动异常等)或有分娩征兆时,应及时就医。不要因恐惧、担忧而延误就医。

4. 孕妇出现鼻塞、咽部不适等轻症时,如果一个最长潜伏期内没有疫情高发地区旅行史、居住史或呼吸道传染病感染患者密切接触史,无发热,可居家观察,充分休息,每日监测体温并自行观察症状轻重变化。

5. 如果孕产妇一个最长潜伏期内有疫情高发地区旅行史、居住史,或与确诊感染的患者有密切接触史,根据要求居家或在指定场所进行医学观察,孕妇观察期间需同时密切关注自身症状及监测胎动。如出现可疑症状(如发热、咳嗽、咽痛、胸闷、呼吸困难、乏力、恶心呕吐、腹泻、结膜炎、肌肉酸痛等),不要惊慌,立即与社区管理人员或医学观察人员联系,准确告知自身健康状况,及时就医。

6. 对于孕期及分娩期正常且产后未出现异常情况的产妇,可以通过网络或电话与医生商议,产后 42 天复查时间可适当延长。

7. 如有孕产期合并症、并发症未恢复或有自觉症状者(如血压高、重度贫血等),应规范进行产后复查,以便了解疾病恢复情况,及时处理。如产褥期出现发热、晚期产后出血、腹痛等异常情况,应在提前做好防护的情况下及时就医。

(五) 医院就诊

1. 孕产妇因发热就诊,首诊应去医院的发热门诊排查。

2. 孕产妇无发热,且因非产科情况就医,应就近选择能满足需求、门诊量较少的医疗机构。如因产科情况就医,除紧急情况外,尽量选择建档医院。就诊前做好预约和准备,尽可能缩短就医时间。注意做好防护,减少陪同就诊人员。

3. 需要就医时,孕产妇应提前预约,分时段就诊,避免集中候诊,尽量缩短就医时间。孕产妇和陪同人员在途中及医院均应全程正确佩戴口罩。

4. 到医院时,应配合进行体温筛查和流行病学调查。如果孕妇有发热的情况,建议直接先到发热门诊就诊,遵医嘱进行下一步检查建议。

5. 孕产妇应做好自身防护。外出就医时尽量避免乘坐公共交通工具。应做好充分的个人防护,离开家后需要全程佩戴一次性使用医用口罩或医用外科口罩,如果有家属陪同,家属也要戴口罩。注意防寒保暖,避免感冒;保持手卫生。

第五篇

重点场所消毒篇

一、学校消毒技术要点

（一）日常清洁消毒

学校未出现可疑症状人员时，重点开展日常清洁消毒工作。

1. 加强室内通风　经常开窗通风，首选自然通风，每天通风至少 2~3 次，每次至少 30 分钟。如通风不畅也可选择使用排气扇等进行机械通风。

2. 保持个人卫生

（1）勤洗手。包括：饭前、便后、接触公共物品 / 部位(电梯按钮、门把手等)后、戴口罩前、脱口罩后、接触玩具或活动设施后等情况。使用"肥皂 / 洗手液 + 流动水"按照"六步洗手法"进行洗手。无流动水时，也可使用免洗手消毒剂进行手卫生。

（2）勤换洗衣物、勤洗澡。

3. 保持室内清洁卫生及预防性消毒　对餐饮具、经常接触的物体表面(门把手、开关、冰箱门、桌椅板凳等)、卫生间、衣物等进行清洁、消毒；保持地面、卫生间整洁、干燥等。

4. 垃圾清理　学校产生的垃圾应当在专门处理区域进行分类管理、暂放，并及时清理。存放垃圾时，应当在垃圾桶内套垃圾袋，并加盖密闭，防止散发异味、吸引蚊虫、污染其他用具。定期对垃圾存放区域及垃圾桶(车)进行清洁、消毒。

（二）疫情期间预防性消毒

学校未出现可疑症状人员时，托幼机构、中小学校在按照相关规范开展日常预防性消毒的基础上,增加消毒频次,参考表 5-1 开展预防性消毒工作;中等职业学校、高等学校、老年大学和社区学校也可参考表 5-1 开展预防性消毒工作。

表 5-1　学校预防性消毒技术要点

消毒对象	消毒方式、频次与要点	消毒因子、浓度及消毒时间	注意事项
空气	1. 开窗自然通风,每日至少 2 次,每次 30 分钟以上。 2. 不能开窗通风或通风不良的,可使用电风扇、排风扇等机械通风方式。 3. 必要时使用循环风空气消毒机消毒,应持续开机消毒	循环风空气消毒机建议杀菌因子为纳米或等离子体	1. 循环风空气消毒机使用时应关闭门窗。 2. 按产品使用说明书对循环风空气消毒机进行维护保养
空调等通风设备	1. 排风扇等机械通风设备每周清洗消毒 1 次。 2. 分体空调设备过滤网和过滤器每周清洗消毒 1 次。 3. 暂停使用集中空调,必须使用时,集中空调通风系统定期清洗消毒	有效浓度为 100mg/L 的微酸性次氯酸水或 250~500mg/L 含氯(溴)或二氧化氯消毒液,消毒 10~30 分钟	1. 消毒前先去除挡板上的积尘、污垢。 2. 集中空调通风系统的清洗消毒应由具有清洗消毒资质的专业机构完成
物体表面	1. 经常接触或触摸的物体表面,如门把手、窗把手、台面、桌椅、扶手、水龙头、电梯按钮等每天消毒 2~3 次。 2. 不易触及的物体表面可每天消毒 1 次。 3. 使用消毒湿巾或抹布进行擦拭消毒或常量喷雾器喷洒消毒	有效浓度为 100mg/L 的微酸性次氯酸水或 1% 过氧化氢湿巾或消毒液或 250mg/L 含氯(溴) 消毒液 或 100~250mg/L 二氧化氯消毒液,消毒 10~30 分钟	1. 有肉眼可见的污染时,应先去除可见污染后再行喷洒消毒。 2. 应喷洒至物体表面被完全润湿。 3. 不得与清洗剂合用。 4. 精密设备或操作仪表等使用湿巾擦拭消毒

续表

消毒对象	消毒方式、频次与要点	消毒因子、浓度及消毒时间	注意事项
地面、墙壁	1. 一般情况下，墙面不需要进行常规消毒。 2. 地面每天消毒2~3次。 3. 当地面或墙面受到血液、体液、排泄物、呕吐物或分泌物污染时，清除污染物后及时消毒。 4. 采用拖拭、擦拭或常量喷雾器喷洒消毒	有效浓度为100mg/L的微酸性次氯酸水或250~500mg/L含氯（溴）或二氧化氯消毒液，消毒10~30分钟	消毒前先清除地面的污迹，其他同物体表面
洗手水池、便器、盛装吐泻物的容器、痰盂（杯）等	1. 洗手水池、便器等每天2次擦拭消毒。 2. 盛装吐泻物的容器、痰盂（杯）等每次使用后及时浸泡消毒	500~1 000mg/L含氯（溴）消毒液或250~500mg/L二氧化氯，消毒15~30分钟	每次用后清洗或冲洗干净、保持清洁
毛巾、被褥、台布等纺织品	每周清洗消毒1次	1. 流通蒸汽100℃作用20~30分钟。 2. 煮沸消毒作用15~30分钟。 3. 在阳光下暴晒4小时以上	毛巾应一人一巾一用一消毒，或使用一次性纸巾；被褥应一人一套
电话机、传真机、打印机、电脑键盘、鼠标、小件办公用品	1. 表面擦拭清洁消毒。 2. 每周消毒1~2次	1%过氧化氢湿巾或75%乙醇或含有效浓度为100mg/L的微酸性次氯酸水，消毒10~30分钟	消毒到规定的时间后，用清水去除残留
餐桌、餐饮具、熟食盛具	1. 餐桌使用前应擦拭清洁消毒。 2. 餐饮具和熟食盛具专用或一人一用一清洗消毒	1. 流通蒸汽100℃作用20~30分钟。 2. 煮沸消毒作用15~30分钟。 3. 按说明书使用消毒箱（柜）	1. 应符合《中华人民共和国食品安全法》等相关规定和要求。 2. 严格执行"一洗二冲三消毒四保洁"制度。 3. 餐饮具和熟食盛具的消毒首选物理方法

续表

消毒对象	消毒方式、频次与要点	消毒因子、浓度及消毒时间	注意事项
文体活动用品、玩具	1. 耐热耐湿物品可用流通蒸汽。 2. 不耐热的物品,如塑料、橡皮、木器类文体活动用品和玩具擦拭或浸泡消毒。 3. 纸质、长毛绒类文体活动用品和玩具可置阳光下暴晒或使用臭氧消毒器消毒。 4. 每周消毒 1~2 次	1. 流通蒸汽 100℃作用 20~30 分钟。 2. 煮沸消毒作用 15~30 分钟。 3. 在阳光下暴晒4小时。 4. 有效浓度为 100mg/L 的微酸性次氯酸水或 1% 过氧化氢湿巾或消毒液或 250mg/L 含氯(溴)消毒液或 100~250mg/L 二氧化氯消毒液,消毒 10~30 分钟。 5. 臭氧消毒器按使用说明书操作	定期用清水清洗,可使用洗涤剂与温水清洗,以加强污垢的去除效果,有缝隙的文体活动用品和玩具还可用刷子涮洗
清洁用具	1. 不同的区域使用不同的拖布和抹布。 2. 每次使用后浸泡消毒	250~500mg/L 含氯(溴)或二氧化氯消毒液,消毒 30 分钟以上	1. 拖布和重复使用的抹布用完后洗净、悬挂晾干,有条件的可烘干后存放。 2. 清洁桶在每次使用后用温水和清洁剂清洗,充分干燥后倒置储存
吐泻物、分泌物、腹泻物	1. 用消毒干巾(含高水平消毒剂)覆盖包裹呕吐物,作用一定时间后,用覆盖的消毒干巾处理呕吐物丢入废物袋,再用消毒湿巾(高水平消毒剂)或浸有消毒液(高水平消毒剂)的擦(拖)布擦(拖)拭可能接触到呕吐物的物体表面及其周围。 2. 马桶、便池或洗手池内的呕吐物等,先均匀撒上含氯消毒粉(如漂白粉)进行覆盖,盖上马桶盖,作用 30 分钟后用水冲去	1. 呕吐物应急处置包,消毒干巾覆盖 5 分钟,消毒湿巾擦拭消毒 5 分钟。 2. 漂白粉覆盖 30 分钟	1. 不可使用拖布或抹布直接清理。 2. 呕吐物处置由老师执行,不得由学生执行。 3. 儿童(学生)发生呕吐后,当班保育员(老师)应立即疏散周围的儿童(学生)。 4. 处理呕吐物时应穿戴好口罩、手套和隔离衣

续表

消毒对象	消毒方式、频次与要点	消毒因子、浓度及消毒时间	注意事项
手	1. 一般情况下采用流动水和洗手液，按照六步洗手法，充分搓洗。 2. 必要时可用合格的免洗手消毒剂消毒		1. 学校应在儿童、学生就餐场所提供足够的水龙头。 2. 学校应在餐厅、图书馆、体育馆、教室、宿舍楼等入口处提供免洗手消毒剂。 3. 不建议托幼机构儿童随意使用含醇类的免洗手消毒剂

（三）重点人员隔离消毒

对于重点人员隔离观察期间的消毒按照相关要求，或参考本篇三(三)执行。消毒人员应做好相应的个人防护措施。

（四）可疑症状人员处置

出现可疑症状的人员时，学校在疾病预防控制机构的指导下对可疑患者生活、学习或工作等可能污染的场所开展终末消毒工作。具体消毒方法参考"第二篇　消毒篇"。消毒人员应做好相应的个人防护措施。

二、养老机构消毒技术要点

（一）日常清洁消毒

养老机构未出现可疑症状人员时，重点开展日常清洁消毒工作。

1. 加强室内通风　经常开窗通风，首选自然通风，每天通风至少 2~3 次，每次至少 30 分钟。如通风不畅也可选择使用排气扇等进行机械通风。

2. 保持个人卫生

（1）勤洗手。包括：饭前、便后、接触公共物品 / 部位(电梯按钮、门把手等)后、戴口罩前、脱口罩后等情况。使用"肥皂 / 洗手液 + 流动水"按照"六步洗手法"进行洗手。无流动水时，也可使用免洗手消毒剂进行手卫生。

（2）勤换洗衣物、勤洗澡。

3. 保持室内清洁卫生及预防性消毒　对餐饮具、经常接触的物体表面（门把手、开关、冰箱门、桌椅板凳等）、卫生间、衣物等进行清洁；保持地面、卫生间整洁、干燥等。

4. 垃圾清理　养老机构产生的垃圾应当在专门处理区域进行分类管理、暂放，并及时清理。存放垃圾时，应当在垃圾桶内套垃圾袋，并加盖密闭，防止散发异味、吸引蚊虫、污染其他用具。定期对垃圾存放区域及垃圾桶（车）进行清洁、消毒。

（二）疫情期间预防性消毒

养老机构未出现可疑症状人员时，在开展本院日常预防性消毒的基础上，增加消毒频次。具体消毒操作可参考表 5-2 开展。

表 5-2　养老机构预防性消毒技术要点

消毒对象	消毒方式、频次与要点	消毒因子、浓度及消毒时间	注意事项
空气	1. 开窗自然通风，每日至少 2 次，每次 30 分钟以上。 2. 不能开窗通风或通风不良的，可使用电风扇、排风扇等机械通风方式。 3. 必要时使用循环风空气消毒机消毒，应持续开机消毒	循环风空气消毒机建议杀菌因子为纳米或等离子体	1. 循环风空气消毒机使用时应关闭门窗。 2. 按产品使用说明书对循环风空气消毒机进行维护保养
空调等通风设备	1. 排风扇等机械通风设备每周清洗消毒 1 次。 2. 分体空调设备过滤网和过滤器每周清洗消毒 1 次。 3. 暂停使用集中空调，必须使用时集中空调通风系统定期清洗消毒	有效浓度为 100mg/L 的微酸性次氯酸水或 250~500mg/L 含氯（溴）或二氧化氯消毒液，消毒 10~30 分钟	1. 消毒前先去除挡板上的积尘、污垢。 2. 集中空调通风系统的清洗消毒应由具有清洗消毒资质的专业机构完成

续表

消毒对象	消毒方式、频次与要点	消毒因子、浓度及消毒时间	注意事项
物体表面	1. 经常接触或触摸的物体表面,如门把手、窗把手、台面、桌椅、扶手、水龙头、电梯按钮等每天消毒2~3次。 2. 不易触及的物体表面可每天消毒1次。 3. 使用消毒湿巾或抹布进行擦拭消毒或常量喷雾器喷洒消毒	有效浓度为100mg/L的微酸性次氯酸水或1%过氧化氢湿巾或消毒液或250mg/L含氯(溴)消毒液或100~250mg/L二氧化氯消毒液,消毒10~30分钟	1. 有肉眼可见的污染时,应先去除可见污染后再行喷洒消毒。 2. 应喷洒至物体表面被完全润湿。 3. 不得与清洗剂合用。 4. 精密设备或操作仪表等使用湿巾擦拭消毒
地面、墙壁	1. 一般情况下,墙面不需要进行常规消毒。 2. 地面每天消毒2~3次。 3. 当地面或墙面受到血液、体液、排泄物、呕吐物或分泌物污染时,清除污染物后及时消毒。 4. 采用拖拭、擦拭或常量喷雾器喷洒消毒	有效浓度为100mg/L的微酸性次氯酸水或250~500mg/L含氯(溴)或二氧化氯消毒液,消毒10~30分钟	消毒前先清除地面的污迹,其他同物体表面
洗手水池、便器、盛装吐泻物的容器、痰盂(杯)等	1. 洗手水池、便器等每天2次擦拭消毒。 2. 盛装吐泻物的容器、痰盂(杯)等每次使用后及时浸泡消毒	500~1 000mg/L含氯(溴)消毒液或250~500mg/L二氧化氯,消毒15~30分钟	每次用后清洗或冲洗干净、保持清洁
毛巾、被褥、衣物等纺织品	1. 洗衣机每周清洗消毒1次。 2. 衣物、被套、毛巾每次清洗完应在阳光下暴晒晾干	1. 流通蒸汽100℃作用20~30分钟。 2. 煮沸消毒作用15~30分钟。 3. 在阳光下暴晒4小时以上	毛巾应一人一巾一用一消毒,或使用一次性纸巾;被褥应一人一套

续表

消毒对象	消毒方式、频次与要点	消毒因子、浓度及消毒时间	注意事项
电话机、传真机、打印机、电脑键盘、鼠标、小件办公用品	1. 表面擦拭清洁消毒。 2. 每周消毒 1~2 次	1% 过氧化氢湿巾或 75% 乙醇或有效浓度为 100mg/L 的微酸性次氯酸水。消毒 10~30 分钟	消毒到规定的时间后,用清水去除残留
餐桌、餐饮具、熟食盛具	1. 餐桌使用前擦拭清洁消毒。 2. 餐饮具和熟食盛具专用或一人一用一清洗消毒	1. 流通蒸汽 100℃作用 20~30 分钟。 2. 煮沸消毒作用 15~30 分钟。 3. 按说明书使用消毒箱(柜)	1. 应符合《中华人民共和国食品安全法》等相关规定和要求。 2. 严格执行"一洗二冲三消毒四保洁"制度。 3. 餐饮具和熟食盛具的消毒首选物理方法
文体活动用品	1. 耐热耐湿物品可用流通蒸汽。 2. 不耐热的物品,如塑料、木器类文体活动用品擦拭或浸泡消毒。 3. 纸质类文体活动用品可置阳光下暴晒或使用臭氧消毒器消毒。 4. 每周消毒 1~2 次	1. 流通蒸汽 100℃作用 20~30 分钟。 2. 煮沸消毒作用 15~30 分钟。 3. 在阳光下暴晒4小时。 4. 有效浓度为 100mg/L 的微酸性次氯酸水或 1% 过氧化氢湿巾或消毒液或 250mg/L 含氯(溴)消毒液或 100~250mg/ 二氧化氯消毒液,消毒 10~30 分钟。 5. 臭氧消毒器按使用说明书操作	定期用清水清洗,可使用洗涤剂与温水清洗,以加强污垢的去除效果,有缝隙的文体活动用品还可用刷子涮洗
医务室	1. 医务室每日无人时使用紫外线灯对空气进行照射消毒,每次 30 分钟。 2. 医务室每日对地面及物体表面喷洒或擦拭消毒 2 次	500~1 000mg/L 含氯(溴)消毒液或 250~500mg/L 二氧化氯,消毒 15~30 分钟	有症状的老年人离开医务室后立即对医务室开展终末消毒

续表

消毒对象	消毒方式、频次与要点	消毒因子、浓度及消毒时间	注意事项
清洁用具	1. 不同的区域使用不同的拖布和抹布。 2. 每次使用后浸泡消毒	有效浓度为 100mg/L 的微酸性次氯酸水或 250~500mg/L 含氯(溴)或二氧化氯消毒液,消毒 30 分钟以上	1. 拖布和重复使用的抹布用完后洗净、悬挂晾干,有条件的可烘干后存放。 2. 清洁桶在每次使用后用温水和清洁剂清洗,充分干燥后倒置储存
吐泻物、分泌物、腹泻物	1. 用消毒干巾(含高水平消毒剂)覆盖包裹呕吐物,作用一定时间后,用覆盖的消毒干巾处理呕吐物丢入废物袋,再用消毒湿巾(高水平消毒剂)或浸有消毒液(高水平消毒剂)的擦(拖)布擦(拖)拭可能接触到呕吐物的物体表面及其周围。 2. 马桶、便池或洗手池内的呕吐物等,先均匀撒上含氯消毒粉(如漂白粉)进行覆盖,盖上马桶盖,作用 30 分钟后用水冲去	1. 呕吐物应急处置包,消毒干巾覆盖 5 分钟,消毒湿巾擦拭消毒 5 分钟。 2. 漂白粉覆盖 30 分钟	1. 不可使用拖布或抹布直接清理。 2. 呕吐物处置由护理人员执行,不得由老年人执行。 3. 老年人发生呕吐后,当班护理人员立即疏散周围的老年人。 4. 处理呕吐物时应穿戴好口罩、手套和隔离衣
手	1. 一般情况下采用流动水和洗手液,按照六步洗手法,充分搓洗。 2. 必要时可用合格的免洗手消毒剂消毒		1. 养老机构应为老年人就餐场所提供足够的水龙头。 2. 养老机构可在餐厅、活动室等公共场所入口处提供免洗手消毒剂

（三）重点人员隔离消毒

对于重点人员隔离观察期间的消毒按照相关要求或参考本篇三(三)执行。消毒人员应做好相应的个人防护措施。

（四）可疑症状人员处置

出现可疑症状的人员时,养老机构在疾病预防控制中心的指导下对可疑患者生活、学习或工作等可能污染的场所开展终末消毒工作。具体消毒方法参考"第二篇　消毒篇"。消毒人员应做好相应的个人防护措施。

三、家庭消毒技术要点

（一）日常清洁

家庭未出现可疑症状的人员时,重点开展日常清洁工作。

1. 加强室内通风　首选自然通风,尽可能打开门窗通风换气,每天通风至少 2~3 次,每次至少 30 分钟。如通风不畅也可选择使用排气扇等进行机械通风。

2. 保持个人卫生

（1）勤洗手。包括:接触食材前、饭前、便后、接触公共物品 / 部位(电梯按钮、门把手等)、戴口罩前、脱口罩后、接触宠物后等情况。使用"肥皂 / 洗手液 + 流动水"按照"六步洗手法"进行洗手。无流动水时,也可使用免洗手消毒剂进行手卫生。

（2）勤换洗衣物、勤洗澡。

3. 保持室内清洁　对经常接触的物体表面(门把手、开关、冰箱门、桌椅板凳等)进行擦洗;保持地面、卫生间整洁、干燥等。

4. 垃圾清理　家庭产生的生活垃圾及时清理。

（二）预防性消毒

必要时,可对餐饮具、物体表面、衣物等进行预防性消毒。

消毒时优先选用物理消毒方法,不建议常规使用化学消毒方法。

具体消毒操作可参考表 5-3 开展。

表 5-3　家庭预防性消毒技术要点

消毒对象	消毒方式、频次与要点	消毒因子、浓度及消毒时间	注意事项
空气	1. 开窗自然通风,每日至少 2 次,每次 30 分钟以上。 2. 不能开窗通风或通风不良的,可使用电风扇、排风扇等机械通风方式。 3. 必要时使用循环风空气消毒机消毒,应持续开机消毒	循环风空气消毒机,建议杀菌因子为纳米或等离子体	1. 循环风空气消毒机使用时应关闭门窗。 2. 按产品使用说明书对循环风空气消毒机进行维护保养
空调等通风设备	1. 排风扇等机械通风设备每周清洗消毒 1 次。 2. 分体空调设备过滤网和过滤器每周清洗消毒 1 次	250~500mg/L 含氯(溴)或二氧化氯消毒液, 消毒 10~30 分钟	1. 消毒前先去除挡板上的积尘、污垢。 2. 集中空调通风系统的清洗消毒应由具有清洗消毒资质的专业机构完成
地面、墙面等	一般情况下,不需要进行常规消毒,做好清洁工作即可		
家具、家用物品等物体表面	经常接触或触摸的物体表面,如门把手、窗把手、台面、桌椅、扶手、水龙头等日常清洁即可。必要时使用消毒湿巾或抹布擦拭消毒	1% 过氧化氢湿巾或 100~250mg/L 含氯(溴)的消毒液,消毒 10 分钟	消毒到规定的时间后立即用清水抹布去除残留
小件物品(手机、体温计、玩具等)	有污染或怀疑有污染时,擦拭或浸泡消毒	1% 过氧化氢湿巾或 75% 医用酒精或 100~250mg/L 的含氯(溴)消毒溶液,消毒 10 分钟	消毒到规定的时间后立即用清水抹布去除残留
餐饮具	"清洁剂 + 流动水"冲洗干净即可。也可煮沸消毒、蒸箱消毒或使用消毒柜消毒	1. 蒸汽 100℃作用 20~30 分钟。 2. 煮沸消毒作用 20~30 分钟。 3. 消毒柜按使用说明书	1. 煮沸及流通蒸汽计算时间均从水沸腾时开始。 2. 煮沸消毒时餐饮具需完全浸没

续表

消毒对象	消毒方式、频次与要点	消毒因子、浓度及消毒时间	注意事项
衣物、被褥等织物	勤换洗、晾晒即可。必要时使用衣物消毒剂消毒	1. 在阳光下暴晒 4 小时以上。 2. 衣物消毒剂消毒按产品使用说明书	摊开衣物,照射均匀
手与皮肤	1. 流动水冲洗或"肥皂 / 洗手液 + 流动水"冲洗。 2. 必要时使用碘伏、75% 乙醇或免洗手消毒剂擦拭消毒	手或皮肤消毒剂按产品使用说明书	餐前、便后、接触可能污染的物品后,勤洗手

(三) 居家隔离人员消毒

对于重点人员隔离观察期间的消毒可参考表 5-4 开展。消毒人员应做好相应的个人防护措施。

表 5-4   居家隔离人员家庭预防性消毒技术要点

消毒对象	消毒方式、频次与要点	消毒因子、浓度及消毒时间	注意事项
空气	1. 自然通风。 2. 不能开窗通风或通风不良的,可使用电风扇、排风扇等机械通风方式	每日至少 2~3 次,每次 30 分钟以上	
空调等通风设备	隔离观察结束后进行清洗消毒	1% 过氧化氢或 500mg/L 含氯(溴)消毒液进行喷雾或浸泡消毒,消毒 10~30 分钟	1. 隔离观察期间禁止使用集中空调通风系统。 2. 使用独立空调的,在隔离观察人员进入前应先清洗所有的空调滤网,隔离观察结束、人员撤出后应对空调滤网进行消毒
地面、墙面等	每日拖拭消毒一次	1% 过氧化氢或 500mg/L 含氯(溴)消毒液,消毒 10 分钟	消毒到规定的时间后立即用清水抹布去除残留

续表

消毒对象	消毒方式、频次与要点	消毒因子、浓度及消毒时间	注意事项
家具、家用物品等物体表面	经常接触或触摸的物体表面,如门把手、窗把手、台面、桌椅、扶手、水龙头等,使用消毒湿巾或用消毒液每日擦拭消毒一次	1%过氧化氢湿巾或为500mg/L的含氯(溴)消毒液,消毒10分钟	1. 消毒到规定的时间后立即用清水抹布去除残留。 2. 房间、卫生间台面和厕所使用不同的擦布及消毒桶
小件物品(手机、体温计、玩具等)	擦拭或浸泡消毒	1%过氧化氢湿巾或75%医用酒精或500mg/L的含氯(溴)消毒液,消毒10分钟	消毒到规定的时间后立即用清水抹布去除残留
餐饮具	1. 煮沸消毒、蒸箱消毒或使用消毒柜消毒。 2. 每餐后均需消毒	1. 蒸汽100℃作用20~30分钟。 2. 煮沸消毒作用20~30分钟。 3. 消毒柜按使用说明书	1. 隔离人员单独用餐; 2. 煮沸及流通蒸汽计算时间均从水沸腾时开始。 3. 煮沸消毒时餐饮具需完全浸没
衣物、被褥等织物	1. 日光暴晒。 2. 使用衣物消毒剂消毒	1. 在阳光下暴晒4小时以上。 2. 衣物消毒剂消毒按产品使用说明书	摊开衣物,照射均匀
手与皮肤	1. "肥皂/洗手液+流动水"冲洗。 2. 必要时使用碘伏、75%乙醇或免洗手消毒剂擦拭消毒	手或皮肤消毒剂按产品使用说明书	餐前、便后、接触可能污染的物品后,勤洗手
垃圾	喷洒消毒	2 000mg/L的含氯(溴)消毒液	隔离人员产生的垃圾放在专用垃圾袋,封口前使用含氯(溴)消毒液进行喷洒消毒,作为一般生活垃圾处理

(四) 可疑症状人员处置

出现可疑症状的人员时,在疾病预防控制机构的指导下对可疑患者生活、学习或工作等可能污染的场所开展终末消毒工作。具体消毒方法参考"第二篇　消毒篇"。消毒人员应做好相应的个人防护措施。

四、社区消毒技术要点

（一）日常清洁

社区未出现可疑症状人员时,社区加强日常清洁工作,保持社区环境整洁干净。

1. 加强室内通风　社区物业办公室、活动室及其他公共场所应加强室内通风。

首选自然通风,尽可能打开门窗通风换气,每天至少 2~3 次,每次至少 30 分钟。如通风不畅也可选择使用排气扇等进行机械通风。

2. 保持环境卫生　保持社区环境清洁卫生,及时清理地面污物、污水等。

3. 垃圾清运处理　社区产生的垃圾应当在专门处理区域进行分类管理、暂放,并及时清理。存放垃圾时,应当在垃圾桶内套垃圾袋,并加盖密闭,防止散发异味、吸引蚊虫、污染其他用具。定期对垃圾存放区域及垃圾桶(车)进行清洁、消毒。

（二）预防性消毒

社区未出现可疑症状人员时,在做好日常清洁工作的基础上,应做好预防性消毒工作。重点加强对社区公共区域的物体表面(电梯按钮及轿厢、楼梯扶手、门把手、入户密码按钮、门铃、快递柜表面等)、垃圾桶(车)、卫生洁具等的消毒。

具体消毒操作可参考表 5-5 开展。

表 5-5　社区预防性消毒技术要点

消毒场所和对象	消毒方式、频次与要点	消毒因子、浓度及消毒时间	注意事项
社区室外环境(包括室外活动设备、绿化和道路等)	一般情况下,不需要进行常规消毒。如怀疑被患者污染,经专业人员评估后确认是否需要开展消毒		

消毒场所和对象		消毒方式、频次与要点	消毒因子、浓度及消毒时间	注意事项
社区会所、保安门卫室	室内空气	1. 开窗自然通风，每日至少2次，每次30分钟以上。 2. 不能开窗通风或通风不良的，可使用电风扇、排风扇等机械通风方式。 3. 必要时使用循环风空气消毒机消毒，应持续开机消毒	循环风空气消毒机，建议杀菌因子为纳米或等离子体	1. 循环风空气消毒机使用时应关闭门窗。 2. 按产品使用说明书对循环风空气消毒机进行维护保养
	空调等通风设备	1. 排风扇等机械通风设备每周清洗消毒1次。 2. 分体空调设备过滤网和过滤器每周清洗消毒1次	250~500mg/L 含氯(溴)或二氧化氯消毒液，消毒 10~30分钟	1. 消毒前先去除挡板上的积尘、污垢。 2. 停止集中空调通风系统使用
	物体表面	1. 经常接触的物体表面每天消毒2次。 2. 不易触及的物体表面每天消毒1次。 3. 使用消毒湿巾或使用浸有消毒剂的抹布擦拭消毒，或使用常量喷雾器喷洒消毒	1%过氧化氢湿巾或消毒液或 250mg/L含氯(溴)消毒液或100~250mg/L 二氧化氯消毒液，消毒10~30分钟	1. 有肉眼可见的污染时，应先去除可见污染后再行消毒。 2. 擦拭时应完全覆盖物体表面、无遗漏，喷洒时应将物体表面完全润湿。 3. 不得与清洗剂合用
	地面、墙壁	1. 一般情况下，墙面不需要进行常规消毒；地面每天消毒2次。 2. 采用拖拭或常量喷雾器喷洒消毒	250~500mg/L 含氯(溴)消毒液或100~250mg/L 二氧化氯，消毒 10~30分钟	1. 消毒前先清除地面的污迹，其他同物体表面。 2. 喷洒至表面完全喷湿

续表

消毒场所和对象		消毒方式、频次与要点	消毒因子、浓度及消毒时间	注意事项
楼道	楼梯扶手、门把手、对讲器按钮	1. 每天消毒 2~3 次。 2. 使用消毒湿巾或使用浸有消毒液的抹布擦拭消毒，或使用常量喷雾器喷洒消毒	1% 过氧化氢湿巾或消毒液或 250mg/L 含氯(溴)消毒液或 100~250mg/L 二氧化氯消毒液，消毒 10~30 分钟	1. 有肉眼可见的污染时，应先去除可见污染后再行消毒。 2. 擦拭时应完全覆盖物体表面、无遗漏，喷洒时应将物体表面完全喷湿。 3. 不得与清洗剂合用
	地面、墙壁	1. 一般情况下，墙面、地面不需要进行常规消毒。 2. 采用拖拭或常量喷雾器喷洒消毒	250~500mg/L 含氯(溴)消毒液或 100~250mg/L 二氧化氯消毒液，消毒 10~30 分钟	1. 消毒前先清除地面的污迹，其他同物体表面。 2. 喷洒至表面完全喷湿
箱式电梯	空气	常开换气设备		定期对换气设备进行维护和清洁
	按钮	1. 每天消毒 2~3 次。 2. 使用消毒湿巾或使用浸有消毒剂的抹布擦拭消毒	1% 过氧化氢湿巾或消毒液或 250mg/L 含氯(溴)消毒液或 100~250mg/L 二氧化氯消毒液，消毒 10~30 分钟	1. 有肉眼可见的污染时，应先去除可见污染后再行消毒。 2. 擦拭时应完全覆盖物体表面。 3. 不得与清洗剂合用
	箱体内表面	1. 每天消毒 1~2 次。 2. 使用消毒湿巾或使用浸有消毒剂的抹布擦拭消毒，或使用常量喷雾器喷洒消毒	1% 过氧化氢湿巾或消毒液或 250mg/L 含氯(溴)消毒液或 100~250mg/L 二氧化氯消毒液，消毒 10~30 分钟	1. 有肉眼可见的污染时，应先去除可见污染后再行消毒。 2. 擦拭时应完全覆盖物体表面、无遗漏。喷洒时应将物体表面完全喷湿。 3. 不得与清洗剂合用
垃圾存储点	垃圾和物体表面	1. 每天消毒 2 次。 2. 垃圾桶表面使用消毒湿巾或使用浸有消毒剂的抹布擦拭消毒，或使用常量喷雾器喷洒消毒。	1 000~2 000mg/L 含氯(溴)消毒液或二氧化氯消毒液	不得与清洗剂合用

（三）可疑症状人员处置

出现可疑症状的人员时，社区在疾病预防控制机构的指导下对可疑病例生活和工作等可能污染的场所开展终末消毒工作。具体消毒方法参考"第二篇　消毒篇"。消毒人员应做好相应的个人防护措施。

五、公共场所消毒技术要点

（一）日常清洁

1. 加强室内通风　在保证公共场所温度达标的前提下，应加强室内通风，保证室内空气卫生质量符合《公共场所卫生指标及限值要求》（GB 37488-2019）的规定。

首选自然通风，尽可能打开门窗通风换气。如通风不畅也可选择使用排气扇等进行机械通风。

2. 勤洗手　公共场所人员应经常洗手，包括：饭前、便后、接触公共物品/部位（电梯按钮、门把手等）后、戴口罩前、脱口罩后等情况。使用"肥皂/洗手液+流动水"按照"六步洗手法"进行洗手。

在人员出入较多又无洗手设施的场所，可放置免洗手消毒剂，方便人员进行手卫生。

3. 保持环境卫生　保持公共场所环境清洁卫生，及时清理地面污物等。确保公共卫生间及时清洁，做到无积污、无蝇蛆、无异味。下水道口每天清洁、除垢、消毒。

4. 垃圾清运处理　公共场所产生的垃圾应当在专门处理区域进行分类管理、暂放，并及时清理。存放垃圾时，应当在垃圾桶内套垃圾袋，并加盖密闭，防止散发异味、吸引蚊虫、污染其他用具。定期对垃圾存放区域及垃圾桶（车）进行清洁、消毒。

（二）预防性消毒

呼吸道传染病流行期间，在做好日常清洁工作的基础上，做好预防性消毒工作。重点加强对餐饮具、物体表面（柜台、休息区、服务台、电梯按钮及轿厢、扶手、门把手、公共桌椅、临时物品存储柜等）、垃圾桶（车）、卫生洁具等的消毒。

具体消毒操作可参考表5-6开展。

表 5-6 公共场所预防性消毒技术要点

消毒对象	消毒方式与要点	消毒剂及浓度	注意事项
空气	1. 开窗自然通风,每日至少2次,每次30分钟以上。 2. 不能开窗通风或通风不良的,可使用电风扇、排风扇等机械通风方式。 3. 必要时使用循环风空气消毒机消毒,应持续开机消毒	循环风空气消毒机建议杀菌因子为纳米或等离子体	1. 循环风空气消毒机使用时应关闭门窗。 2. 按产品使用说明书使用循环风空气消毒机,确认其使用时房间可否有人及适用面积。 3. 选择空气消毒机时,应查询该产品是否已完成消毒产品备案
空调等通风设备	1. 排风扇等机械通风设备每周清洗消毒1次。 2. 分体空调设备过滤网和过滤器每周清洗消毒1次。 3. 暂停使用集中空调通风系统,必须使用时,集中空调通风系统定期清洗消毒	250~500mg/L 含氯(溴)或二氧化氯消毒液浸泡或喷洒,消毒 10~30 分钟	1. 消毒前先去除挡板上的积尘、污垢。 2. 集中空调通风系统的清洗消毒应由具有清洗消毒资质的专业机构完成
物体表面	1. 经常接触或触摸的物体表面,如门把手、窗把手、台面、桌椅、扶手、水龙头、电梯按钮等每天消毒 2~3 次。 2. 不易触及的物体表面可每天消毒1次。 3. 使用消毒湿巾或抹布进行擦拭消毒或常量喷雾器喷洒消毒	1% 过氧化氢湿巾或消毒液或250mg/L 含氯(溴)消毒液或100~250mg/ 二氧化氯消毒液,消毒 10~30 分钟	1. 有肉眼可见的污染时,应先去除可见污染后再行消毒。消毒时物体表面被完全润湿。 2. 消毒剂不得与清洗剂合用,消毒剂现配现用,消毒中抹布不得污染使用中的消毒液。 3. 电子设备或操作仪表等使用湿巾或酒精擦拭消毒,消毒时间完成后使用清水抹布擦拭去除表面残留。 4. 接触消毒剂时带好手套避免损伤皮肤
洗手水池、便器	洗手水池、便器等每天2次擦拭消毒	1% 过氧化氢湿巾或 500~1 000mg/L 含氯(溴) 消毒液或250~500mg/L 二氧化氯,消毒 15~30 分钟	每次清洁后再进行消毒,适当增加每日清洁频次

续表

消毒对象	消毒方式与要点	消毒剂及浓度	注意事项
地面、墙壁	1. 一般情况下,墙面不需要进行常规消毒。 2. 地面每天消毒2~3次。 3. 当地面或墙面受到血液、体液、排泄物、呕吐物或分泌物污染时,清除污染物后,及时消毒。 4. 采用拖拭、擦拭或常量喷雾器喷洒消毒	1% 过氧化氢消毒液 或 250~500mg/L 含氯(溴)消毒液 或 100~250mg/L 二氧化氯消毒液,消毒 10~30 分钟	1. 消毒前先清除地面的污迹,其他同物体表面。 2. 喷洒至表面完全喷湿
毛巾、台布等纺织品	每月清洗消毒 1~2 次	1. 流通蒸汽 100℃ 作用 20~30 分钟。 2. 煮沸消毒作用 20~30 分钟。 3. 在阳光下暴晒 4 小时以上	1. 煮沸及流通蒸汽计算时间均从水沸腾时开始。 2. 煮沸消毒时纺织品需完全浸没
餐饮具	1. 客人餐饮的公用餐饮具每次用餐后进行消毒。 2. 可采用远红外线等消毒碗柜进行消毒	1. 流通蒸汽 100℃ 作用 20~30 分钟。 2. 煮沸消毒作用 20~30 分钟。 3. 消毒柜按产品使用说明书操作消毒	1. 煮沸及流通蒸汽计算时间均从水沸腾时开始。 2. 煮沸消毒时餐饮具需完全浸没

（三）可疑症状人员处置

当公共场所出现有可疑症状的人员时,应立即将人员转移至无人的房间,关闭该房间及其前面所处房间的空调及新风系统,减少与其他人员接触,协助其转运就诊。转运后在疾病预防控制机构的指导下,对可疑病例可能污染的场所开展终末消毒工作。具体消毒方法参考"第二篇　消毒篇"。消毒人员应做好相应的个人防护措施。

六、公共交通工具消毒技术要点

(一) 日常清洁

1. 加强通风　对于公共汽车、出租车等可以开窗的公共交通工具,在保证一定车内温度的前提下,可以适当开窗,保证车内通风。

2. 保持卫生　公共交通工具日常以清洁为主,保持地板、座椅等清洁、无污物。

(二) 预防性消毒

在做好日常清洁工作的同时,参考表 5-7 开展预防性消毒工作。

表 5-7　公共交通工具预防性消毒技术要点

消毒对象		消毒方式、频次与要点	消毒因子、浓度及消毒时间	注意事项
飞机	空气	过氧化氢气(汽)化消毒	过氧化氢消毒浓度按使用说明书。一个设备消毒周期多为 45~80 分钟	1. 作业时应关闭空调。 2. 驾驶舱可考虑使用干性消毒方式。 3. 作业完成后开启空调
	物体表面	过氧化氢消毒湿巾擦拭消毒	1% 过氧化氢消毒液,消毒 30 分钟	有肉眼可见的污染时,应先去除可见污染后再使用湿巾擦拭消毒
火车、轮船、地铁、公共汽车、出租车、网约车等	空气	超低容量喷雾(气溶胶喷雾)消毒	1% 过氧化氢或 0.1%~0.3% 过氧乙酸或 250~500mg/L 二氧化氯消毒液,消毒 30 分钟	1. 分节作业,于某节车厢进行消毒作业期间,应封闭该节车厢。 2. 作业期间关闭空调。 3. 作业完成后开启空调
	物体表面	常量喷雾消毒配合过氧化氢或含氯消毒湿巾擦拭消毒	1% 过氧化氢消毒液或 250~500mg/L 含氯(溴)消毒液或二氧化氯消毒液,消毒 10~30 分钟	1. 有肉眼可见的污染时,应先去除可见污染后再行喷洒消毒。 2. 应喷洒至物体表面被完全喷湿。 3. 不得与清洗剂合用。 4. 精密设备或操作仪表等使用湿巾擦拭消毒

（三）可疑症状人员处置

出现可疑症状的人员时,交通工具参考 5-8 开展终末消毒工作。

表5-8　公共交通工具终末消毒技术要点

消毒对象		消毒方式、频次与要点	消毒因子、浓度及消毒时间	注意事项
飞机	空气	过氧化氢气(汽)化消毒	过氧化氢消毒浓度按照使用说明书。一个设备消毒周期多为 45~80 分钟	1. 作业时应关闭空调。 2. 驾驶舱可考虑使用干性消毒方式。 3. 作业完成后开启空调
	物体表面	配合过氧化氢气(汽)化消毒空气时使用过氧化氢消毒湿巾擦拭消毒	气(汽)化消毒过氧化氢消毒剂浓度按照使用说明书,消毒湿巾为1%过氧化氢,消毒30分钟	有肉眼可见的污染时,应先去除可见污染后再使用湿巾擦拭消毒
火车、地铁	空气	超低容量喷雾(气溶胶喷雾)消毒	1%~3% 过氧化氢或 0.3%~0.5% 过氧乙酸或 500mg/L 二氧化氯消毒液,消毒30~60 分钟	1. 分节作业,于某节车厢进行消毒作业期间,应封闭该节车厢。 2. 作业期间关闭空调。 3. 作业完成后开启空调
	物体表面	常量喷雾消毒配合过氧化氢或含氯消毒湿巾擦拭消毒	1%~3% 过氧化氢或 1 000mg/L 含氯(溴)或 500mg/L 二氧化氯消毒液,消毒30分钟	1. 有肉眼可见的污染时,应先去除可见污染后再行喷洒消毒。 2. 擦拭时应完全覆盖物体表面、无遗漏,喷洒时应将物体表面完全喷湿。 3. 不得与清洗剂合用。 4. 精密设备或操作仪表等使用湿巾擦拭消毒
轮船	空气	超低容量喷雾(气溶胶喷雾)消毒	1%~3% 过氧化氢或 0.3%~0.5% 过氧乙酸或 500mg/L 二氧化氯消毒液,消毒30~60 分钟	1. 分室、分节作业。 2. 评估各室、各节容积,尤其要考虑最高处的高度,评估是否在设备的有效作用高度内。 3. 作业前应关闭空调系统、新风系统。 4. 作业完成后开启空调系统、新风系统

续表

消毒对象		消毒方式、频次与要点	消毒因子、浓度及消毒时间	注意事项
轮船	物体表面	常量喷雾消毒配合过氧化氢或含氯消毒湿巾擦拭消毒	1%~3% 过氧化氢或 1 000mg/L 含氯(溴)或 500mg/L 二氧化氯消毒液,消毒 30 分钟	1. 有肉眼可见的污染时,应先去除可见污染后再行喷洒消毒。 2. 擦拭时应完全覆盖物体表面、无遗漏,喷洒时应将物体表面完全喷湿。 3. 不得与清洗剂合用。 4. 精密设备或操作仪表等使用湿巾擦拭消毒
公共汽车、出租车、网约车等	空气	超低容量喷雾(气溶胶喷雾)消毒	1%~3% 过氧化氢或 0.3%~0.5% 过氧乙酸或 500mg/L 二氧化氯消毒液,消毒 30~60 分钟	1. 消毒作业期间,应封闭车厢。 2. 作业期间关闭空调。 3. 作业完成后开启空调
	物体表面	常量喷雾消毒配合过氧化氢(含氯)消毒湿巾擦拭消毒	1%~3% 过氧化氢或 1 000mg/L 含氯(溴)或 500mg/L 二氧化氯消毒液,消毒 30 分钟	1. 有肉眼可见的污染时,应先去除可见污染后再行喷洒消毒。 2. 擦拭时应完全覆盖物体表面、无遗漏,喷洒时应将物体表面完全喷湿。 3. 精密设备或操作仪表等使用湿巾擦拭消毒

七、办公场所消毒技术要点

(一) 日常清洁

1. 加强室内通风　在保证办公场所室内一定温度的前提下,加强室内通风。

经常开窗通风,每天至少 2~3 次,每次至少 30 分钟。如通风不畅也可选择使用排气扇等进行机械通风。

2. 勤洗手　办公场所人员应经常洗手,包括:饭前、便后、接触公共物品/部位(电梯按钮、门把手等)后、戴口罩前、脱口罩后等情况。使用"肥皂/洗手液＋流动水"按照"六步洗手法"进行洗手。

在人员出入较多又无洗手设施的场所，可放置免洗手消毒剂，方便人员进行手卫生。

3. 保持环境卫生　保持办公场所室内清洁卫生，及时清理地面污物等。

4. 垃圾清运处理　办公场所产生的垃圾应当在专门处理区域进行分类管理、暂放，并及时清理。存放垃圾时，应当在垃圾桶内套垃圾袋，并加盖密闭，防止散发异味、吸引蚊虫、污染其他用具。定期对垃圾存放区域及垃圾桶（车）进行清洁、消毒。

（二）预防性消毒

在做好日常清洁工作的基础上，应做好预防性消毒工作。重点加强对物体表面（服务台、电梯按钮及轿厢、扶手、门把手、公共桌椅等）、垃圾桶（车）、卫生洁具等的消毒。

具体消毒操作可参考表 5-9 开展。

表 5-9　办公场所预防性消毒技术要点

消毒对象	消毒方式与要点	消毒剂及浓度	注意事项
室内空气	1. 开窗自然通风，每日至少 2 次，每次 30 分钟以上。 2. 不能开窗通风或通风不良的，可使用电风扇、排风扇等机械通风方式。 3. 必要时使用循环风空气消毒机消毒，应持续开机消毒	循环风空气消毒机建议杀菌因子为纳米或等离子体	1. 循环风空气消毒机使用时应关闭门窗。 2. 按产品使用说明书使用循环风空气消毒机，确认其使用时房间可否有人及适用面积
空调等通风设备	1. 排风扇等机械通风设备每周清洗消毒 1 次。 2. 分体空调设备过滤网和过滤器每 2 周清洗消毒 1 次。 3. 暂停使用集中空调通风系统，必须使用时集中空调通风系统每月清洗消毒	250~500mg/L 含氯（溴）或二氧化氯消毒液浸泡或喷洒，消毒 10~30 分钟	1. 消毒前先去除挡板上的积尘、污垢。 2. 集中空调通风系统的清洗消毒应由具有清洗消毒资质的专业机构完成

续表

消毒对象	消毒方式与要点	消毒剂及浓度	注意事项
物体表面	1. 经常接触或触摸的物体表面,如门把手、窗把手、台面、桌椅、扶手、水龙头、电梯按钮等每天消毒 2~3 次。 2. 不易触及的物体表面可每天消毒 1 次。 3. 使用消毒湿巾或抹布进行擦拭消毒或常量喷雾器喷洒消毒	有效浓度为100mg/L 的微酸性次氯酸水 或 1% 过氧化氢湿巾 或 消毒液 或 250mg/L 含氯(溴)消毒液或100~250mg/L 二氧化氯消毒液,消毒10~30 分钟	1. 有肉眼可见的污染时,应先去除可见污染后再行喷洒消毒。消毒时物体表面被完全润湿。 2. 消毒剂不得与清洗剂合用,消毒剂现配现用,消毒中抹布不得污染使用中的消毒液。 3. 电子设备或操作仪表等使用湿巾或酒精擦拭消毒,消毒时间完成后用清水抹布擦试去除表面残留。 4. 接触消毒剂时带好手套避免损伤皮肤
地面、墙壁	1. 一般情况下,墙面不需要进行常规消毒。 2. 地面每天消毒 1 次。 3. 当地面或墙面受到血液、体液、排泄物、呕吐物或分泌物污染时,清除污染物后,及时消毒。 4. 采用拖拭、擦拭或常量喷雾器喷洒消毒	250~500mg/L 含氯(溴)消毒液或100~250mg/L 二氧化氯消毒液,消毒10~30 分钟	消毒前先清除地面的污迹,其他同物体表面
洗手水池、便器	1. 每天消毒 2 次。 2. 使用消毒湿巾或使用浸有消毒剂的抹布擦拭消毒,或使用常量喷雾器喷洒消毒	1% 过氧化氢湿巾 或 500~1 000mg/L 含氯(溴)消毒液 或 200~500mg/L 二氧化氯消毒液,消毒 10~30 分钟	1. 每次清洁后再进行消毒。 2. 擦拭时应完全覆盖物体表面、无遗漏,喷洒时应将物体表面完全润湿。 3. 不得与清洗剂合用
毛巾等纺织品	1. 毛巾应专人使用。 2. 每月清洗消毒 1~2 次	1. 流通蒸汽 100℃作用 20~30 分钟。 2. 煮沸消毒作用20~30 分钟。 3. 在阳光下暴晒4 小时以上	1. 煮沸及流通蒸汽计算时间均从水沸腾时开始。 2. 煮沸消毒时纺织品需完全浸没

消毒对象	消毒方式与要点	消毒剂及浓度	注意事项
餐饮具	1. 员工餐饮的公用餐饮具每次用餐后进行消毒。 2. 可采用远红外线等消毒碗柜进行消毒	可用流通蒸汽100 ℃作用 20~30分钟或煮沸消毒作用 15~30 分钟	1. 消毒前用清水清洗,去除餐具污垢后进行消毒。 2. 煮沸消毒时餐饮具需完全浸没
饮水机	1. 每天消毒 1 次。 2. 水嘴消毒可用棉签蘸取消毒液伸进水嘴中进行擦拭消毒,或用火灼烧水嘴	1. 蘸取 75% 乙醇伸进水嘴中进行擦拭消毒。 2. 棉签蘸取乙醇点燃,用火焰在水嘴处灼烧 10 秒钟	消毒完成后打开水嘴冲10 秒钟以上,去除消毒剂残留

(三) 可疑症状人员处置

当出现有可疑症状的患者时,立即将病例转移到没人的房间,关闭该房间及其前面所处房间空调及新风系统,减少与其他工作人员接触,协助其转运就诊。转运后在疾病预防控制机构的指导下对患者可能污染的场所开展终末消毒工作。具体消毒方法参考"第二篇　消毒篇"。消毒人员应做好相应的个人防护措施。

八、工地消毒技术要点

(一) 日常清洁

未出现有可疑症状人员时,工地日常加强清洁工作,保持环境整洁干净。

(二) 预防性消毒

对工人居住、生活的场所等参考表 5-10 开展预防性消毒工作。

(三) 可疑症状人员处置

出现有可疑症状的人员时,工地在疾病预防控制机构的指导下对可疑病例生活和工作等可能污染的场所开展终末消毒工作。具体消毒方法参考"第二篇　消毒篇"。消毒人员应做好相应的个人防护措施。

表 5-10　工地预防性消毒技术要点

消毒对象	消毒方式、频次与要点	消毒因子、浓度及消毒时间	注意事项
室内空气	1. 开窗自然通风,每日至少 2 次,每次 30 分钟以上。 2. 不能开窗通风或通风不良的,可使用电风扇、排风扇等机械通风方式。 3. 必要时使用循环风空气消毒机消毒,应持续开机消毒	循环风空气消毒机,建议杀菌因子为纳米或等离子体	1. 循环风空气消毒机使用时应关闭门窗。 2. 按产品使用说明书对循环风空气消毒机进行维护保养
空调等通风设备	1. 排风扇等机械通风设备每周清洗消毒 1 次。 2. 分体空调设备过滤网和过滤器每周清洗消毒 1 次	250~500mg/L 含氯(溴)或二氧化氯消毒液,消毒 10~30 分钟	1. 消毒前先去除挡板上的积尘、污垢。 2. 停止集中空调系统使用
物体表面	1. 经常接触的物体表面每天消毒 2 次。 2. 不易触及的物体表面每天消毒 1 次。 3. 使用消毒湿巾或使用浸有消毒剂的抹布擦拭消毒,或使用常量喷雾器喷洒消毒	1% 过氧化氢湿巾或消毒液或 250mg/L 含氯(溴)消毒液或 100~250mg/L 二氧化氯消毒液,消毒 10~30 分钟	1. 有肉眼可见的污染时,应先去除可见污染后再行消毒。 2. 擦拭时应完全覆盖物体表面、无遗漏,喷洒时应将物体表面完全润湿。 3. 不得与清洗剂合用
地面、墙壁	1. 一般情况下,墙面不需要进行常规消毒;地面每天消毒 2 次。 2. 采用拖拭或常量喷雾器喷洒消毒	250~500mg/L 含氯(溴)消毒液或 100~250mg/L 二氧化氯,消毒 10~30 分钟	1. 消毒前先清除地面的污迹,其他同物体表面。 2. 喷洒至表面完全润湿
楼梯扶手、门把手、对讲器按钮	1. 每天消毒 2~3 次。 2. 使用消毒湿巾或使用浸有消毒剂的抹布擦拭消毒,或使用常量喷雾器喷洒消毒	1% 过氧化氢湿巾或消毒液或 250mg/L 含氯(溴)消毒液或 100~250mg/L 二氧化氯消毒液,消毒 10~30 分钟	1. 有肉眼可见的污染时,应先去除可见污染后再行消毒。 2. 擦拭时应完全覆盖物体表面、无遗漏,喷洒时应将物体表面完全润湿。 3. 不得与清洗剂合用

续表

消毒对象	消毒方式、频次与要点	消毒因子、浓度及消毒时间	注意事项
洗手水池、便器	1. 每天消毒 2 次。 2. 使用消毒湿巾或使用浸有消毒剂的抹布擦拭消毒，或使用常量喷雾器喷洒消毒	500~1 000mg/L 含氯（溴）消毒液或 200~500mg/L 二氧化氯消毒液，消毒 10~30 分钟	1. 每次清洁后再进行消毒。 2. 擦拭时应完全覆盖物体表面、无遗漏，喷洒时应将物体表面完全润湿。 3. 不得与清洗剂合用
毛巾、台布等纺织品	1. 毛巾应专人使用。 2. 每月清洗消毒 1~2 次	1. 流通蒸汽 100℃ 作用 20~30 分钟。 2. 煮沸消毒作用 20~30 分钟。 3. 在阳光下暴晒 4 小时以上	1. 煮沸及流通蒸汽计算时间均从水沸腾时开始。 2. 煮沸消毒时纺织品需完全浸没
餐饮具	1. 餐饮具专人使用，用后清洗，保持干净。 2. 共用的餐饮具每餐使用后消毒	1. 流通蒸汽 100℃ 作用 20~30 分钟。 2. 煮沸消毒作用 20~30 分钟	1. 煮沸及流通蒸汽计算时间均从水沸腾时开始。 2. 煮沸消毒时餐饮具需完全浸没
饮水机	1. 每天消毒 1 次。 2. 水嘴消毒可用棉签蘸取消毒液伸进水嘴中进行擦拭消毒，或用火灼烧水嘴	1. 蘸取 75% 乙醇伸进水嘴中进行擦拭消毒。 2. 棉签蘸取乙醇点燃，用火焰在水嘴处灼烧 10 秒钟	消毒完成后打开水嘴冲 10 秒钟以上，去除消毒剂残留

九、农贸集市消毒技术要点

（一）日常清洁

1. 加强室内通风　针对通风不畅的农贸集市，可采用排气扇等方式进行机械通风。

2. 保持环境清洁　日常做好清洁卫生工作，保持地面、台面等清洁卫生，及时处理污物、污水。

3. 垃圾清运处理　农贸集市产生的垃圾应当在专门处理区域进行分类

管理、暂放,并及时清理。存放垃圾时,应当在垃圾桶内套垃圾袋,并加盖密闭,防止散发异味、吸引蚊虫、污染其他用具。定期对垃圾存放区域及垃圾桶(车)进行清洁、消毒。

(二) 预防性消毒

农贸集市在每天营运结束后,进行预防性消毒。

墙面、台面、地面及禽笼等物品,每天喷洒消毒1次。使用500~1 000mg/L 含氯(溴)消毒液或250~500mg/L 二氧化氯消毒液。喷洒量为100~300ml/m²。消毒30~60分钟。消毒人员消毒时应做好相应的个人防护措施。

(三) 可疑症状人员处置

出现有可疑症状的人员时,在疾病预防控制机构的指导下对墙面、台面、地面及鸡笼等物品开展终末消毒工作。具体消毒方法参考"第二篇　消毒篇"。消毒人员应做好相应的个人防护措施。

十、商场消毒技术要点

(一) 日常清洁

1. 加强室内通风　在保证经营场所温度达标的前提下,应加强室内通风,保证室内空气卫生质量符合《公共场所卫生指标及限值要求》(GB 37488)的规定。

首选自然通风,尽可能打开门窗通风换气。如通风不畅也可选择使用排气扇等进行机械通风。

2. 保持环境卫生　保持商场环境清洁卫生,及时清理地面污物、污水等。确保公共卫生间及时清洁,做到无积污、无蝇蛆、无异味。下水道口每天清洁、除垢、消毒。

3. 垃圾清运处理　商场产生的垃圾在专门处理区域进行分类管理、暂放,并及时清理。存放垃圾时,在垃圾桶内套垃圾袋,并加盖密闭,防止散发异味、吸引蚊虫、污染其他用具。定期对垃圾存放区域及垃圾桶(车)进行清洁、消毒。

(二) 预防性消毒

在做好日常清洁工作的基础上,应做好预防性消毒工作。重点加强对餐饮具、物体表面(收银台、柜台、休息区、服务台、游戏机、电梯按钮及轿厢、扶手、门把手、公共桌椅座椅、购物篮、购物车、临时物品存储柜等）、垃圾桶（车）、卫生洁具等的消毒。

　　具体消毒操作可参考表 5-11 开展。

表 5-11　商场预防性消毒技术要点

消毒对象	消毒方式、频次与要点	消毒因子、浓度及消毒时间	注意事项
空气	1. 开窗自然通风，每天至少2次，每次30分钟以上。 2. 不能开窗通风或通风不良的，可使用电风扇、排风扇等机械通风方式。 3. 必要时使用循环风空气消毒机消毒，应持续开机消毒	循环风空气消毒机，建议杀菌因子为纳米或等离子体	1. 不推荐商场内部环境空气采用化学方法进行预防性消毒。 2. 循环风空气消毒机使用时应关闭门窗。 3. 按产品使用说明书对循环风空气消毒机进行维护保养
空调等通风设备	1. 排风扇等机械通风设备每周清洗消毒1次。 2. 暂停使用集中空调通风系统，必须使用时，集中空调通风系统使用前清洗空调过滤网、过滤器与整个送风设备和送风管路，使用过程中每周清洗过滤器与过滤网，每月对整个空调通风系统清洗消毒。 3. 分体空调设备过滤网和过滤器每周清洗消毒1次	250~500mg/L 含氯（溴）或二氧化氯消毒液，消毒 10~30分钟	1. 消毒前先去除挡板上的积尘、污垢。 2. 集中空调通风系统的清洗消毒应由具有清洗消毒资质的专业机构完成
物体表面	1. 经常接触或触摸的物体表面，如桌椅、沙发、门把手、水龙头、公用扶手、护栏、柜台、货架、推车、席卡、电梯按键、扶手等每天消毒 2~3 次。 2. 不易触及的物体表面可每天消毒 1 次。 3. 使用消毒湿巾或抹布进行擦拭消毒或常量喷雾器喷洒消毒	1% 过氧化氢湿巾或消毒液或 250mg/L 含氯（溴）消毒液或 100~250mg/ 二氧化氯消毒液，消毒 10~30 分钟	1. 有肉眼可见的污染时，应先去除可见污染后再行消毒。 2. 擦拭时应完全覆盖物体表面、无遗漏，喷洒时应将物体表面完全喷湿。 3. 不得与清洗剂合用。 4. 精密设备或操作仪表等使用湿巾擦拭消毒

续表

消毒对象	消毒方式、频次与要点	消毒因子、浓度及消毒时间	注意事项
办公设施、收银台等	1. 每天消毒 2~3 次。 2. 使用消毒湿巾或使用浸有消毒剂的抹布擦拭消毒,或使用常量喷雾器喷洒消毒	1% 过氧化氢湿巾或消毒液或 250mg/L 含氯(溴)消毒液或 100~250mg/L 二氧化氯消毒液,消毒 10~30 分钟	1. 有肉眼可见的污染时,应先去除可见污染后再行消毒。 2. 擦拭时应完全覆盖物体表面、无遗漏,喷洒时应将物体表面完全喷湿。 3. 不得与清洗剂合用
车辆	1. 运输车辆每天消毒 1~2 次。 2. 商场内小型电动车辆等每天消毒 2~3 次。 3. 使用消毒湿巾或使用浸有消毒剂的抹布擦拭消毒,或使用常量喷雾器喷洒消毒	1% 过氧化氢湿巾或消毒液或 250mg/L 含氯(溴)消毒液或 100~250mg/ 二氧化氯消毒液,消毒 10~30 分钟	1. 车辆空调滤网每周清洗 1 次,必要时消毒处理。 2. 有肉眼可见的污染时,应先去除可见污染后再行消毒。 3. 擦拭时应完全覆盖物体表面、无遗漏,喷洒时应将物体表面完全润湿。 4. 不得与清洗剂合用
地面、墙壁	1. 一般情况下,墙面不需要进行常规消毒。 2. 地面每天消毒 2~3 次。 3. 当地面或墙面受到血液、体液、排泄物、呕吐物或分泌物污染时,清除污染物后,及时消毒。 4. 采用拖拭、擦拭或常量喷雾器喷洒消毒	250~500mg/L 含氯(溴)消毒液或 250~500mg/L 二氧化氯,消毒 10~30 分钟	消毒前先清除地面的污迹,其他同物体表面
洗手水池、便器、盛装吐泻物的容器、痰盂(杯)等	1. 洗手水池、便器等每天 2 次擦拭消毒。 2. 盛装吐泻物的容器、痰盂(杯)等每次使用后及时浸泡消毒	500~1 000mg/L 含氯(溴)消毒液或 250~500mg/L 二氧化氯,消毒 15~30 分钟	每次用后清洗或冲洗干净、保持清洁

续表

消毒对象	消毒方式、频次与要点	消毒因子、浓度及消毒时间	注意事项
文体活动用品、玩具	1. 每天消毒 1 次。 2. 使用消毒湿巾或使用浸有消毒剂的抹布擦拭消毒，或使用常量喷雾器喷洒消毒	1% 过氧化氢湿巾或消毒液或 250mg/L 含氯（溴）消毒液或 100~250mg/ 二氧化氯消毒液，消毒 10~30 分钟	1. 有肉眼可见的污染时，应先去除可见污染后再行消毒。 2. 擦拭时应完全覆盖物体表面、无遗漏，喷洒时应将物体表面完全润湿。 3. 不得与清洗剂合用
餐饮具	1. 员工餐饮的公用餐饮具每次用餐后进行消毒。 2. 可采用远红外线等消毒碗柜进行消毒	1. 可用流通蒸汽 100 ℃作用 20~30 分钟。 2. 煮沸消毒作用 20~30 分钟	1. 消毒前用清水清洗，去除餐具污垢后进行消毒。 2. 煮沸消毒时餐饮具需完全浸没。 3. 煮沸及流通蒸汽计算时间均从水沸腾时开始
饮水机	1. 每天消毒 1 次。 2. 水嘴消毒可用棉签蘸取消毒液伸进水嘴中进行擦拭消毒，或用火灼烧水嘴	1. 蘸取 75% 乙醇伸进水嘴中进行擦拭消毒。 2. 棉签蘸取乙醇点燃，用火焰在水嘴处灼烧 10 秒钟	消毒完成后打开水嘴冲 10 秒钟以上，去除消毒剂残留
垃圾和物体表面	1. 每天消毒 2 次。 2. 垃圾桶表面使用消毒湿巾或使用浸有消毒剂的抹布擦拭消毒，或使用常量喷雾器喷洒消毒	1 000~2 000mg/L 含氯（溴）或二氧化氯消毒液	1. 不得与清洗剂合用。 2. 使用双层垃圾袋套装垃圾。 3. 使用绳子或者绑带扎紧袋口
箱式电梯	1. 每天消毒 1~2 次。 2. 使用消毒湿巾或使用浸有消毒剂的抹布擦拭消毒，或使用常量喷雾器喷洒消毒	1% 过氧化氢湿巾或消毒液或 250mg/L 含氯（溴）消毒液或 100~250mg/L 二氧化氯消毒液，消毒 10~30 分钟	1. 有肉眼可见的污染时，应先去除可见污染后再行消毒。 2. 擦拭时应完全覆盖物体表面、无遗漏，喷洒时应将物体表面完全润湿。 3. 不得与清洗剂合用

（三）可疑症状人员处置

当出现有可疑症状的人员时，工作人员应做好防护，再迅速将病例转移至无人的房间，关闭房间门窗，关闭该房间空调及新风系统，减少与其他工作人员接触，等待专业人员前来处理，并做好相关协助工作。转运后在疾病预防控制机构的指导下，对该房间、患者转移至隔离房间所经过的区域、可能污染的对象立即开展终末消毒。具体消毒方法参考"第二篇　消毒篇"。消毒人员应做好相应的个人防护措施。

十一、超市消毒技术要点

（一）日常清洁

1. 加强通风　加强室内通风，保持空气清新、流通，保证室内空气卫生质量符合《公共场所卫生指标及限值要求》（GB 37488）的规定。

首选自然通风，尽可能打开门窗通风换气。如通风不畅，也可选择使用排气扇等进行机械通风。

2. 保持环境卫生　保持超市环境清洁卫生，及时清理地面污物、污水等。保持生鲜加工区地面、墙面整洁。确保公共卫生间及时清洁，做到无积污、无蝇蛆、无异味。下水道口每天清洁、除垢、消毒。

3. 垃圾清运处理　商场产生的垃圾在专门处理区域进行分类管理、暂放，并及时清理。存放垃圾时，在垃圾桶内套垃圾袋，并加盖密闭，防止散发异味、吸引蚊虫、污染其他用具。定期对垃圾存放区域及垃圾桶(车)进行清洁、消毒。

（二）预防性消毒

在做好日常清洁工作的基础上，应做好预防性消毒工作。重点加强对餐饮具、物体表面(收银台、电梯按钮及轿厢、扶手、门把手、公共桌椅、购物篮、购物车、临时物品存储柜等)、垃圾桶(车)、卫生洁具等的消毒。

具体消毒操作可参考表5-12开展。

表 5-12 超市预防性消毒技术要点

消毒对象	消毒方式、频次与要点	消毒因子、浓度及消毒时间	注意事项
空气	1. 开窗自然通风，每天至少 2 次，每次 30 分钟以上。 2. 不能开窗通风或通风不良的，可使用电风扇、排风扇等机械通风方式。 3. 必要时使用循环风空气消毒机消毒，应持续开机消毒	循环风空气消毒机，建议杀菌因子为纳米或等离子体	1. 不推荐商场内部环境空气采用化学方法进行预防性消毒。 2. 循环风空气消毒机使用时应关闭门窗。 3. 按产品使用说明书对循环风空气消毒机进行维护保养
空调等通风设备	1. 排风扇等机械通风设备每周清洗消毒 1 次。 2. 暂停使用集中空调通风系统，必须使用时，集中空调通风系统使用前清洗空调过滤网、过滤器与整个送风设备和送风管路，使用过程中每 2 周清洗过滤器与过滤网，每月对整个空调通风系统清洗消毒。 3. 分体空调设备过滤网和过滤器每周清洗消毒 1 次	250~500mg/L 含氯（溴）或二氧化氯消毒液，消毒 10~30 分钟	1. 消毒前先去除挡板上的积尘、污垢。 2. 集中空调通风系统的清洗消毒应由具有清洗消毒资质的专业机构完成
物体表面	1. 经常接触或触摸的物体表面，如门把手、水龙头、公用扶手、护栏、柜台、货架、推车、电梯按键、扶手等每天消毒 2~3 次。 2. 不易触及的物体表面可每天消毒 1 次。 3. 使用消毒湿巾或抹布进行擦拭消毒或常量喷雾器喷洒消毒	1% 过氧化氢湿巾或消毒液或 250mg/L 含氯（溴）消毒液或 100~250mg/L 二氧化氯消毒液，消毒 10~30 分钟	1. 有肉眼可见的污染时，应先去除可见污染后再行消毒。 2. 擦拭时应完全覆盖物体表面、无遗漏，喷洒时应将物体表面完全喷湿。 3. 不得与清洗剂合用。 4. 精密设备或操作仪表等使用湿巾擦拭消毒
办公设施、收银台等	1. 每天消毒 2~3 次。 2. 使用消毒湿巾或使用浸有消毒剂的抹布擦拭消毒，或使用常量喷雾器喷洒消毒	1% 过氧化氢湿巾或消毒液或 250mg/L 含氯（溴）消毒液或 100~250mg/L 二氧化氯消毒液，消毒 10~30 分钟	1. 有肉眼可见的污染时，应先去除可见污染后再行消毒。 2. 擦拭时应完全覆盖物体表面、无遗漏，喷洒时应将物体表面完全喷湿。 3. 不得与清洗剂合用

续表

消毒对象	消毒方式、频次与要点	消毒因子、浓度及消毒时间	注意事项
车辆	1. 运输车辆每天消毒1~2次。 2. 商场内小型电动车辆等每天消毒2~3次。 3. 使用消毒湿巾或使用浸有消毒剂的抹布擦拭消毒，或使用常量喷雾器喷洒消毒	1%过氧化氢湿巾或消毒液或250mg/L含氯(溴)消毒液或100~250mg/L二氧化氯消毒液，消毒10~30分钟	1. 车辆空调滤网每周清洗一次，必要时消毒处理。 2. 有肉眼可见的污染时，应先去除可见污染后再行消毒。 3. 擦拭时应完全覆盖物体表面、无遗漏，喷洒时应将物体表面完全润湿。 4. 不得与清洗剂合用
地面、墙壁	1. 一般情况下，墙面不需要进行常规消毒。 2. 地面每天消毒2~3次。 3. 当地面或墙面受到血液、体液、排泄物、呕吐物或分泌物污染时，清除污染物后，及时消毒。 4. 采用拖拭、擦拭或常量喷雾器喷洒消毒	250~500mg/L含氯(溴)消毒液或250~500mg/L二氧化氯，消毒10~30分钟	消毒前先清除地面的污迹，其他同物体表面
洗手水池、便器、盛装吐泻物的容器、痰盂(杯)等	1. 洗手水池、便器等每天2次擦拭消毒。 2. 盛装吐泻物的容器、痰盂(杯)等每次使用后及时浸泡消毒	500~1 000mg/L含氯(溴)消毒液或250~500mg/L二氧化氯，消毒15~30分钟	每次用后清洗或冲洗干净、保持清洁
餐饮具	1. 员工餐饮的公用餐饮具每次用餐后进行消毒。 2. 可采用远红外线等消毒碗柜进行消毒	1. 可用流通蒸汽100 ℃作用20~30分钟。 2. 煮沸消毒作用20~30分钟	1. 消毒前用清水清洗，去除餐饮具污垢后进行消毒。 2. 煮沸消毒时餐饮具需完全浸没。 3. 煮沸及流通蒸汽计算时间均从水沸腾时开始

续表

消毒对象	消毒方式、频次与要点	消毒因子、浓度及消毒时间	注意事项
饮水机	1. 每天消毒 1 次。 2. 水嘴消毒可用棉签蘸取消毒液伸进水嘴中进行擦拭消毒，或用火灼烧水嘴	1. 蘸取 75% 乙醇伸进水嘴中进行擦拭消毒。 2. 棉签蘸取乙醇点燃，用火焰在水嘴处灼烧 10 秒钟	消毒完成后打开水嘴冲 10 秒钟以上，去除消毒剂残留
垃圾和物体表面	1. 每天消毒 2 次。 2. 垃圾桶表面使用消毒湿巾或使用浸有消毒剂的抹布擦拭消毒，或使用常量喷雾器喷洒消毒。	1 000~2 000mg/L 含氯（溴）或二氧化氯消毒液	1. 不得与清洗剂合用。 2. 使用双层垃圾袋套装垃圾。 3. 使用绳子或者绑带扎紧袋口
箱式电梯	1. 每天消毒 1~2 次。 2. 使用消毒湿巾或使用浸有消毒剂的抹布擦拭消毒，或使用常量喷雾器喷洒消毒	1% 过氧化氢湿巾或消毒液或 250mg/L 含氯（溴）消毒液或 100~250mg/L 二氧化氯消毒液，消毒 10~30 分钟	1. 有肉眼可见的污染时，应先去除可见污染后再行消毒。 2. 擦拭时应完全覆盖物体表面、无遗漏；喷洒时应将物体表面完全润湿。 3. 不得与清洗剂合用

（三）可疑症状人员处置

当出现有可疑症状的人员时，工作人员应做好防护，再迅速将病例转移至无人的房间，关闭房间门窗，关闭该房间空调及新风系统，减少与其他工作人员接触，等待专业人员前来处理，并做好相关协助工作。转运后在疾病预防控制机构的指导下，对该房间、患者转移至隔离房间所经过的区域、可能污染的对象立即开展终末消毒。具体消毒方法参考"第二篇　消毒篇"。消毒人员应做好相应的个人防护措施。

第六篇

公众篇

一、洗手与手卫生

我们的双手每天要接触大量细菌,勤洗手、正确洗手是预防疾病,尤其是传染病的一种有效手段。WHO 推荐通过正确洗手来保护自己和他人远离疾患。

"洗手"是指使用洗手液或肥皂和流动水洗手。当手部有肉眼可见的污染时,使用洗手液(肥皂)和流动水洗手。当手部没有肉眼可见污染时又不方便洗手时,可以使用速干手消毒剂(含醇的免洗手消毒液)进行手卫生。

什么时候需要洗手呢? 简单而言就是"饭前便后",也就是触摸"易感"部位之前,接触污染物品之后。展开来说,包括:①回家以后,如下班、买菜购物回来、取快递回家后;②接触公共物品后,如楼梯扶手、电梯按钮、大门开关、交通工具公共部位等;③戴口罩前和脱口罩后;④接触钱币后;⑤佩戴隐形眼镜前;⑥吃药,往伤口上涂抹药物之前;⑦抱孩子及喂孩子食物前和处理婴儿粪便后;⑧接触宠物之后;⑨跟孩子玩耍前和游戏玩耍后。

如何正确洗手呢? 我们可以按照以下洗手方法来操作:①在流动水下,使双手充分淋湿;②取适量洗手液或肥皂,均匀涂抹至整个手掌、手背、手指和指缝;③认真揉搓双手至少 15 秒钟,应注意清洗双手所有皮肤,包括指背、指尖和指缝,具体揉搓记住"内外夹弓大力丸","内"——掌心相对,手指并拢,相互揉搓;"外"——手心对手背沿指缝相互揉搓,交换进行;"夹"——掌心相对,双手交叉指缝相互揉搓;"弓"——弯曲手指使关节在另一手掌心旋转揉搓,交换进行;"大"——右手握住左手大拇指旋转揉搓,交换进行;"力(立)"——将五个手指尖并拢放在另一手掌心旋转揉搓,交换进行;"丸(腕)"——清洗双手手腕;④在流动水下彻底冲净双手,擦干。

要真正做好手卫生,还有一些注意事项:①最好使用独立包装的洗手液,如果使用替换装,那么每次分装前将容器清洁消毒,洗手液有浑浊或变色时应更换;如果使用肥皂,那么肥皂应保持清洁和干燥。②洗后的手不要在衣服上"蹭"干,提前准备好干手纸或干手毛巾或烘干机。③如果使用含醇的免洗消毒剂,请留意产品说明中"开瓶后使用"有效期,一般不超过30天。

二、咳嗽礼仪

咳嗽礼仪是降低呼吸道传染病病原体传播和感染风险非常有效的方法之一,而且这也是个人行为健康的体现,是整个社会行为文明素质的提升。无论是健康人还是患者,在咳嗽或者打喷嚏时都要遵守咳嗽礼仪,给自己也是给他人一份健康保证。

1. 当你咳嗽或打喷嚏时,尽量避开人群,用纸巾、手绢捂住口鼻,防止唾液、鼻涕飞溅。避免用双手遮盖口鼻,因为这样会让双手沾染上病原体,也会将病原体传染给别人。

2. 如果临时找不到手帕或纸巾,情急之下,可以用手肘衣袖来代替手捂住口鼻,弯曲手肘后,再靠近口鼻。这个动作可以将喷出的飞沫阻挡在手肘皮肤或者衣服上,而这个部位不容易再接触其他公用物品,可有效阻断病原微生物的传播。

3. 使用后的纸巾不要随便乱扔,要放到垃圾桶里。

4. 咳嗽或打喷嚏后要立即清洗双手或进行手消毒。

5. 如果患有呼吸道传染病外出时要佩戴口罩,同时与他人保持1m以上距离。说话音量不要过大,避免"吐沫横飞"。

三、衣:关于"自我防护"你需要知道

(一) 口罩能重复使用吗

1. 一次性使用口罩都是要一次性使用的,一般不可以重复使用。

2. 特殊情况下(如物资紧缺,缺乏供应),感染风险较低的情况下使用的口罩可以重复使用。感染风险较低的情况指:

(1) 散步、遛狗、驾车、室外活动等不近距离接触其他人的情况;

(2) 非人员密集的商场、超市、餐厅、电梯、公共交通工具等;

（3）非人员密集或通风良好情况下日常办公、参加会议等。

3. 污染的口罩不能重复使用。污染的情况指：

（1）接触病例的密切接触者、疑似病例、确诊病例、无症状感染者后；

（2）口罩被患者血液、呼吸道或鼻腔分泌物、呕吐物、排泄物或其他体液污染；

（3）近距离接触发热、咳嗽等症状的人员或居家隔离人员后；

（4）口罩脏污、变形、损坏、有异味；

（5）出入医疗机构。

4. 口罩重复使用的注意事项

（1）口罩佩戴前洗手，佩戴时避免接触口罩内侧；

（2）需再次使用的口罩，可悬挂在洁净、干燥、通风处，或将其放置在清洁、透气的纸袋中，切不可放在塑料袋、密封袋中；

（3）口罩需单独存放，避免彼此接触，并标识口罩使用人员；

（4）口罩专人专用，不能交叉使用；

（5）根据使用场景、适用情况、佩戴时间等，来确定口罩重复使用次数。普通市民在日常生活、工作中使用，如无明显污染或破损，建议一个口罩使用不超过 5 天。

5. 哪些口罩可以清洗消毒

（1）医用防护口罩和颗粒物防护口罩（N95、KN95、FFP2 等）：专业人员使用，不可清洗或消毒后再使用。

（2）医用外科口罩和一次性使用医用口罩：不建议清洗，也不建议使用消毒剂和加热等方法进行消毒。

（3）普通织物口罩：可清洗消毒。一般清洗后晒干即可，如有需要可使用 5% 的 84 消毒液与水按照 1：99 比例配制，浸泡消毒 30 分钟，再用清水清洗、晾干。

（二）如何合理选择口罩

疫情防控中难免面临口罩供应告急的问题。一方面，医疗卫生专业人员所需医用防护口罩严重不足；另一方面，社会上存在过度使用医用防护口罩、颗粒物防护口罩的现象。普通公众应该理性选择口罩，合理分配和使用有限的口罩资源。

1. 普通民众

（1）独自散步、遛狗、驾车、不近距离接触其他人的情况下可不戴口罩；

（2）逛街、购物、用餐、乘坐公共交通工具及其他非人员密集公共场所，可

使用一次性使用医用口罩或医用外科口罩;

(3) 人员密集的场所、公共交通工具内、空间狭小场所;近距离接触其他人;短时间或远距离(>1m)接触发热、咳嗽等症状患者或居家隔离人员;进入医疗机构等时,可使用医用外科口罩或颗粒物防护口罩(KN95、N95、FFP2 等);

(4) 短时间或远距离(>1m)接触有症状的密切接触者、疑似病例、确诊病例、无症状感染者时,可使用颗粒物防护口罩(KN95、N95、FFP2 等);

(5) 近距离接触或直接接触有症状的密切接触者、疑似病例、确诊病例、无症状感染者时,可使用医用防护口罩。

2. 办公楼宇办公人员

(1) 独自办公、少数人员(无发热、咳嗽等症状)在通风良好情况下办公,可不戴口罩;

(2) 召开会议等人员较多情况时,可使用一次性使用医用口罩或医用外科口罩;

(3) 人员密集、空间狭小、通风不畅的办公场所;有发热、咳嗽等症状患者时,可使用医用外科口罩或颗粒物防护口罩(KN95、N95、FFP2 等);

(4) 上下班时口罩使用参照普通民众。

3. 铁路、民航、道口等工作人员和服务行业人员

(1) 不与民众直接接触的工作人员,如:办公室人员、值班室人员等,独处时可不戴口罩;

(2) 与民众直接接触的工作人员:日常提供服务,不接触或远距离(>1m)接触发热、咳嗽等症状患者时,可使用一次性使用医用口罩或医用外科口罩;近距离接触发热、咳嗽等症状病例或接触大量人群时,可使用颗粒物防护口罩(KN95、N95、FFP2 等)。

4. 民警、交警等公职人员

(1) 办公场所内,不与民众等直接接触的工作人员,在室外空旷地带执勤或独处时可不戴口罩;

(2) 在办公点召开会议等人数较多时,可使用一次性使用医用口罩或医用外科口罩;

(3) 对于经常接触民众、进行外来人员排查、远距离(>1m)接触发热、咳嗽等症状患者的公职人员,可使用医用外科口罩或颗粒物防护口罩(KN95、N95、FFP2 等);

(4) 短时间近距离接触有症状的密切接触者、疑似病例、确诊病例、无症状感染者时,可使用颗粒物防护口罩(KN95、N95、FFP2 等)。

5. 居家隔离、集中观察点的医学观察人员

(1) 接触无症状的隔离人员时,可使用医用外科口罩或颗粒物防护口罩(KN95、N95、FFP2 等);

(2) 接触有症状的隔离人员时,可使用颗粒物防护口罩(KN95、N95、FFP2 等)或医用防护口罩。

6. 居家隔离人员

(1) 单独隔离无需戴口罩;

(2) 家人同住时,要戴医用外科口罩。

7. 有症状的密切接触者、疑似病例、确诊病例、无症状感染者　隔离、治疗、转移期间,可使用医用外科口罩或无阀门颗粒物防护口罩(KN95、N95、FFP2 等)。

8. 医疗、卫生、病原微生物实验室等专业人员

(1) 普通门诊、普通病房的医务人员等,可使用一次性使用医用口罩或医用外科口罩;

(2) 预检分诊、急诊等科室医务人员、收费人员、药房工作人员等可使用医用外科口罩或颗粒物防护口罩(KN95、N95、FFP2 等);

(3) 短时间接触发热、咳嗽等症状患者;不直接接触妥善保存的患者样本的工作人员、司机等,可使用医用外科口罩或颗粒物防护口罩(KN95、N95、FFP2 等);

(4) 发热门诊医务人员;短时间接触有症状的密切接触者、疑似病例、确诊病例、无症状感染者,使用医用防护口罩。无医用防护口罩时,短时间、无体液喷溅情况下应急,可使用颗粒物防护口罩(KN95、N95、FFP2 等);

(5) 留观室、隔离病房(区)的医护人员;对有症状的密切接触者、疑似病例、确诊病例、无症状感染者进行流行学调查、采样、诊治、护理、转运、消毒、尸体处理及其他近距离接触,实验室检测病例样本等时,使用医用防护口罩。

四、食:关于"聚餐和就餐"你需要知道

(一) 对聚餐说"不"

聚餐时很容易形成亲朋好友的人为集聚,为呼吸道传染病的传播提供了有利条件。在备餐和聚餐过程中,人群相互之间都是密切接触者,咳嗽、打喷嚏、说话等动作产生的飞沫,可直接传播给整个聚会人群,极易造成呼吸道传

染病的传播。

为了防止病毒传播,为了您自身和他人的健康,请大家尽量不要聚餐,并规劝亲友等也不要聚餐。如不可避免,饭前及时洗手,避免与出现咳嗽、发热等症状的人员同桌就餐,实行分餐制或者使用公筷。

(二) 食堂进餐如何做

采用错峰用餐和分餐的方式,也可将餐食分发至办公室,避免人员的集中。

餐厅每日消毒 1~2 次,餐桌椅使用后进行消毒。餐具用品须高温消毒。

操作间保持清洁干燥,严禁生食和熟食用品混用,避免生食肉类。

(三) 中国营养学会关于防治新型冠状病毒肺炎的营养建议

1. 普通型或康复期的膳食管理　坚持合理膳食,通过均衡营养提高自身抵抗力。参照中国营养学会发布的《中国居民膳食指南(2016)》,开出营养"处方"。在目前的特殊情况下,一般人群也适用以下条目。

(1) 谷薯类食物要保证,每天应摄入 250~400g,包括大米、小麦、玉米、荞麦、红薯、马铃薯等。

(2) 优质蛋白质类食物要充足,包括瘦肉类、鱼、虾、蛋等,每天 150~200g蛋白质食物,奶类、大豆类食物要多选,坚持每天 1 个鸡蛋。

(3) 多吃新鲜蔬菜和水果,每天超过 5 种,最好 500g 以上。其中一半为深色蔬果类。

(4) 适量增加优质脂肪摄入,包括烹调用富含 n-9 脂肪酸的植物油和硬果类多油性食品如花生、核桃等,总脂肪供能比达到膳食总能量的25%~30%。

(5) 保证充足饮水量,每天 1 500~2 000ml,多次少量、有效饮水;可以饮温开水或淡茶水。饭前饭后菜汤、鱼汤、鸡汤等也是不错的选择。

(6) 不要接触、购买和食用野生动物;注意厨房食物处理生熟分开,肉类食物要烧熟、煮透;家庭用餐,实行分餐制或使用公勺公筷等措施,避免与家人相互传染。禁烟酒,避免辛辣刺激食物。

(7) 新鲜蔬菜、水果及坚果等植物作物中富含 B 族维生素、维生素 C、维生素 E 等,具有较强的抗氧化、调节免疫作用,应注意补充。也可适量添加营养素补充剂。

(8) 大豆及制品、蘑菇类食物、枸杞、黄芪等食物中含有黄酮、甜菜碱等抗氧化物质,瘦牛、羊肉中含有丰富的蛋白质、左旋肉碱都有助于增强抵抗力。

(9) 食欲较差进食不足者,应注意补充 B 族维生素和维生素 C、维生素 A、维生素 D 等微量营养素。

(10) 保持适量户外活动(不参加集体活动),增加光照时间。

2. 重症型的营养治疗　重症型患者常伴有食欲下降,进食不足,使原本较弱的抵抗力更加"雪上加霜",为此提出 5 条营养治疗原则。

(1) 流质食物更利于吞咽和消化。

(2) 少量多餐,每天 6~7 次的流质食物,以蛋、豆腐、奶制品、果汁、蔬菜汁、米粉等食材为主。

(3) 如未能达到营养需求,可借助肠内营养制剂(特殊医学用途配方食品)来补充不足。

(4) 对于危重症型患者无法正常经口进食,可放置鼻胃管或鼻空肠管,应用重力滴注或肠内营养输注泵泵入营养液。对于严重胃肠道功能障碍的患者,需采用肠外营养以保持基本营养需求。在早期阶段推荐允许性低热卡方案,达到营养摄入量的 60%~80%,病情减轻后再逐步补充能量及营养素达到全量。

(5) 病情逐渐缓解的过程中,可摄入半流质状态、易于咀嚼和消化的食物。少量多餐,每天 5~6 餐,补充足量优质蛋白质。随病情好转逐步向普通饮食过渡。

五、住:关于"居家隔离与集中隔离"你需要知道

(一) 哪些人一定需要居家隔离

根据防控方案,是密切接触者,但又不具备集中隔离医学观察条件者需要居家隔离。

密切接触者指与疑似病例、临床诊断病例、确诊病例发病后,无症状感染者检测阳性后,有如下接触情形之一,但未采取有效防护者。根据对病原体的认识,有些呼吸道传染病如新型冠状病毒肺炎,发病前或检测阳性前(目前认识为前 2 天)就具有传染性,其密切接触者判断的时间范围需要从具有传染性开始,如症状出现前 2 天或无症状感染者检测阳性前 2 天。

(1) 同一住所共同生活的家庭成员。

(2) 直接照顾者或提供诊疗、护理服务人员。

(3) 在同一空间内实施可能会产生气溶胶的诊疗活动的医务工作者。

（4）在办公、车间班组电梯食堂教室等同一场所有近距离接触的人员。

（5）密闭环境下共同就餐、娱乐以及提供饮食和服务的人员。

（6）探视病例的医护人员、家属或其他有近距离接触的人员。

（7）乘坐同一交通工具并有近距离接触的人员，包括在乘坐同一交通工具上照料护理人员、同行（同事、朋友等），或经调查评估后发现有可能近距离接触病例和无症状感染者的其他乘客和乘务人员。不同交通工具密切接触判定方法为：

1）飞机：一般情况下，民用航空器舱内病例座位的同排左右 3 个座位和前后各 3 排座位的全部旅客以及在上述区域内提供客舱服务的乘务人员作为密切接触者。其他同航班乘客作为一般接触者。乘坐未配备高效微粒过滤装置的民用航空器，舱内所有人员。其他已知与病例有密切接触的人员。

2）铁路旅客列车：乘坐全封闭空调列车，病例所在硬座、硬卧车厢或软卧同包厢的全部乘客和乘务人员。乘坐非全封闭的普通列车，病例同间软卧包厢内，或同节硬座（硬卧）车厢内同格及前后邻格的旅客，以及为该区域服务的乘务人员。其他已知与病例有密切接触的人员。

3）汽车：乘坐全密封空调客车时，与病例同乘一辆汽车的所有人员。乘坐通风的普通客车时，与病例同车前后 3 排座位的乘客和驾乘人员。其他已知与病例有密切接触的人员。

4）轮船：与病例同一舱室内的全部人员和为该舱室提供服务的乘务人员。如与病例接触期间，患者有高热、打喷嚏、咳嗽、呕吐等剧烈症状，不论时间长短，均应作为密切接触者。

（8）如为禽流感，近期有禽类，尤其是死禽和病禽或其排泄物、分泌物，禽蛋接触史或暴露于排泄物、分泌物环境中；或到过活禽交易、宰杀市场，或从事有关家禽工作的职业人员。

（9）现场调查人员后，经评估认为其他符合密切接触者判定标准的人员。

（二）自我居家隔离应该如何做

1. 隔离时限

（1）居家隔离观察对象的管理医学观察期限为自最后一次与病例、无症状感染者或其他传染源（病禽）发生无有效防护的接触后一个最长潜伏期。

（2）确诊病例和无症状感染者的密切接触者在医学观察期间若检测阴性，仍需持续至观察期满。

（3）疑似病例在排除后，其密切接触者可解除医学观察。

2. 居家隔离要求

（1）医学观察对象应相对独立居住，尽可能减少与共同居住人员的接触。如有条件，宜单独居住。隔离人员与同住的家人均应佩戴口罩，勤洗手。

（2）做好医学观察场所的清洁与消毒工作，避免交叉感染。

（3）观察期间不得外出，如果必须外出，应向医学观察管理人员报备同意。并要佩戴医用外科口罩，避免去人群密集场所。

（4）实行分餐制，隔离人员碗筷专用，单独用餐。餐具使用后应煮沸或使用碗筷消毒柜或消毒液浸泡消毒。

（5）如实回答隔离观察点工作人员的健康询问；积极配合每天上、下午各一次体温测量并做好记录。

（6）对有关信息不擅自传播，不瞒报、不谎报、不迟报。

（7）出现发热，咳嗽、气促等急性呼吸道症状，立即电话联系隔离观察点工作人员。

3. 居家隔离期间其他的防控要求见本书"第四篇　重点人群篇——三、居家隔离观察者"。

六、行：关于"出行与上班"你需要知道

（一）私家车预防

1. 一般情况下私家车无需消毒处理

（1）处于空旷场所时做好通风换气。

（2）冬天开窗通风时需注意预防车内外温差大而引起感冒。

（3）处于地下停车场等密闭环境，建议关闭车窗，打开空调内循环风。

（4）人员进入公共场所返回车辆后，建议先用手消毒剂进行手卫生。

2. 有身体健康状况不明的亲友，搭乘后

（1）及时开窗通风。

（2）对车内相关物体表面进行消毒和选择合法有效的消毒剂或消毒湿巾擦拭消毒。

（3）物体表面可选择含氯消毒剂、二氧化氯等消毒剂消毒或用消毒湿巾擦拭。

（4）手、皮肤建议选择有效的消毒剂，如碘伏等手和皮肤消毒剂或含醇的速干手消毒剂擦拭消毒。

3. 私家车搭乘可疑患者时

(1) 可疑症状,包括发热咳嗽、咽痛、胸闷、呼吸困难、乏力、恶心、呕吐、腹泻、结膜炎、肌肉酸痛等。

(2) 有可疑症状者搭乘私家车时应该佩戴医用外科口罩,尽量与同车人员保持距离。

(3) 不要开启空调内循环,适度开窗通风。

(4) 可疑症状者下车后迅速开窗通风,并对其接触物品表面、车门把手、方向盘、车窗、门挡玻璃、座椅等进行消毒。

4. 私家车搭乘呼吸道传染病患者后

(1) 患者下车后应及时做好私家车的终末消毒。处理前车辆不建议使用,其他同乘者为密切接触者,应接受一个最长潜伏期医学观察。

(2) 消毒处理时发动汽车并打开空调内循环,消毒的范围包括物体表面、座椅、方向盘、车窗、车把手、空调系统和呕吐物等。消毒剂建议选择过氧乙酸和二氧化氯。

(3) 具体消毒方式由当地疾病预防控制机构的专业人员或者有资质的第三方操作。

(二) 乘坐地铁、公交出行的注意事项

1. 全程佩戴口罩,在地铁口排队或公交站等车时就要戴上口罩,中间不能取下。

2. 一般情况下戴一次性使用医用口罩即可,如果在疫情高发地区,可戴医用外科口罩或颗粒物防护口罩(KN95、N95、FFP2等)。

3. 尽量避免接触到拉手等公共物品,可以戴着手套一直到抵达目的地再摘下来。

4. 摘掉手套之后马上洗手或用含醇的免洗手消毒剂进行手消毒。

5. 做好"咳嗽礼仪",养成打喷嚏或咳嗽时用纸巾或袖肘遮住嘴巴、鼻子的习惯。外出不方便流水洗手时,咳嗽打喷嚏后,使用含醇的免洗手消毒剂消毒双手。

6. 建议记下自己的行程,万一真的出现不舒服还要主动报告行程。

(三) 乘坐火车、飞机出行的注意事项

1. 如果没有可疑症状,可正常出行;如果出现可疑症状,建议居家休息或就地就医,待症状消失后再启程。可疑症状包括发热、咳嗽、咽痛、胸闷、呼吸困难、乏力、恶心、呕吐、腹泻、结膜炎、肌肉酸痛等。

2. 合理安排行程,进入车站前确保佩戴口罩。

3. 主动配合车站工作人员做好体温检测,缩短停留候车室时间,到达目的地后应尽快离开车站。

4. 乘车时推荐戴手套,未戴手套时应减少接触公共物品和部位。

5. 及时洗手,就餐前先洗手或者使用免洗手消毒剂。

6. 做好咳嗽礼仪,养成打喷嚏或咳嗽时用纸巾或袖肘遮住嘴巴、鼻子的习惯。外出不方便流水洗手时,咳嗽打喷嚏后,使用含醇的免洗手消毒剂消毒双手。

7. 旅途中做好健康监测与管理,自觉发热时要主动测量体温,发现身边出现可疑症状人员及时报告。途中若出现可疑症状,主动戴上医用外科口罩或颗粒物防护口罩(KN95、N95、FFP2 等),尽量避免接触其他人员,并视病情及时就医。

8. 就医时应主动告知医生自己相关疾病流行地区的旅行居住史,以及发病后接触过的人,配合开展相关调查,妥善保留旅行票据信息,备查。

(四) 有疾病流行地区居住旅行史的人员应该怎么做

1. 尽快到所在村支部或社区进行登记,减少外出活动,尤其是避免到人员密集的公共场所活动。

2. 从离开疾病流行地区的时间开始,连续一个最长潜伏期进行自我健康状况监测,每天 2 次。条件允许时,尽量单独居住或居住在通风良好的单人房间,并尽量减少与家人的密切接触。

3. 若出现可疑症状(包括发热、咳嗽、咽痛、胸闷、呼吸困难、轻度纳差、乏力、精神稍差、恶心、呕吐、腹泻、头痛、心慌、结膜炎、轻度四肢或腰背部肌肉酸痛等),应根据病情及时就诊。就医途中具体指导建议如下:

(1) 前往医院的路上,患者应该佩戴医用外科口罩或颗粒物防护口罩(KN95、N95、FFP2 等)。

(2) 如果可以,应避免乘坐公共交通工具前往医院,路上打开车窗。

(3) 时刻佩戴口罩和随时保持手卫生。在路上和医院时,尽可能远离其他人(至少 1m)。

(4) 若路途中污染了交通工具,建议使用含氯消毒剂或过氧乙酸消毒剂,对所有被呼吸道分泌物或体液污染的表面进行消毒。

(五) 公众就医

1. 原则上尽可能少去或不去医院,除非必须立即就医的急诊危重症患者。疫情期间建议推迟或取消常规的儿童保健健康检查。

2. 如果必须就医,应就近选择能满足需求的门诊量较少的医疗机构,只做必须的急需的医疗检查和医疗操作,其他项目和操作尽可能择期补做。

3. 如果可以选择就诊科室,尽可能避开发热门诊、急诊等诊室。

4. 若需前往医院,尽可能事先通过网络或电话了解就诊医疗机构情况,做好预约和准备,熟悉医院科室布局和步骤流程,尽可能缩短就诊时间。

5. 前往医院的路上以及在医院内,患者和陪同家属应全程佩戴医用外科口罩或颗粒物防护口罩(KN95、N95、FFP2 等),人与人之间尽可能保持 1m 以上距离。

6. 如果可以,应避免乘坐公共交通工具前往医院,路途中若污染了交通工具,使用含氯消毒剂或过氧乙酸消毒剂对所有被呼吸道分泌物或体液污染的表面进行消毒。

7. 随时保持手卫生。携带便携、含醇的免洗手消毒剂。避免用手接触口、眼、鼻,打喷嚏和咳嗽时,用纸巾遮住口鼻。接触医院门把手、门帘、电梯按钮、医生白大褂等医院物品后,及时洗手或使用含醇的免洗手消毒剂消毒双手。

8. 患者返家后立即更换衣服,使用肥皂或洗手液加流动水认真洗手,衣物尽快清洗或晾晒。若出现可疑症状,包括发热、咳嗽、咽痛、胸闷、呼吸困难、乏力、恶心、呕吐、腹泻、结膜炎、肌肉酸痛等,根据病情及时就诊,并向接诊医师告知过去两周的生活史。

(六)上班

1. 上班途中　正确佩戴一次性使用医用口罩或医用外科口罩,尽量不乘坐公交等公共交通工具,建议步行、骑行、自驾车或者班车去上班。如必须乘坐公共交通出行时,一定要戴好口罩,尽量不要触摸公共部位。

2. 进入楼宇、厂区　进入办公楼、厂区自觉进行体温检测,体温正常方可上班,并到卫生间进行洗手。若体温高于正常体温,请勿入楼进厂上班,及时返回家中隔离观察,或到医院就医。

3. 乘坐电梯　进入电梯应佩戴口罩,尽量减少接触电梯表面,减少用手揉眼、抠鼻等行为,必要时使用含醇的免洗手消毒剂进行手部消毒。

4. 进入办公室　保持办公室内卫生空气清洁,经常开窗通风,每天通风至少 2~3 次,每次至少 30 分钟,通风时注意保暖,避免感冒,室内定期使用消毒湿巾或用含氯消毒液进行消毒;同事之间避免近距离接触,最好保持 1m 以上距离。多人办公时需要佩戴口罩,勤洗手,多饮水,并且交流时尽量避免肢体接触。

5. 参加会议　参加会议时需要佩戴口罩,进入会议室前洗手或手消毒,参会人员间隔 1m 以上,减少集中开会次数,会议室保持通风并做好预防性消毒。

6. 下班时　下班前进行洗手或手消毒,佩戴一次性使用医用口罩后方可下班外出,回到家后将口罩丢弃;如需重复使用,可按本篇三(一)4 口罩重复使用注意事项操作,及时进行洗手或手消毒,衣物单独挂放。

1. 全国人民代表大会常务委员会.中华人民共和国传染病防治法［EB/OL］.http://www.npc.gov.cn/npc/c238/202001/099a493d03774811b058f0f0ece38078.shtml.

2. 国家卫生和计划生育委员会.消毒管理办法［EB/OL］.http://www.nhc.gov.cn/xxgk/pages/viewdocument.jsp?dispatchDate=&staticUrl=/zhjcj/s9139/201806/047c54980196495ab95856cc4839f3cc.shtml&wenhao=%E6%B6%88%E6%AF%92%E7%AE%A1%E7%90%86%E5%8A%9E%E6%B3%95&utitle=%E6%B6%88%E6%AF%92%E7%AE%A1%E7%90%86%E5%8A%9E%E6%B3%95&topictype=&topic=&publishedOrg=%E7%BB%BC%E5%90%88%E7%9B%91%E7%9D%A3%E5%B1%80&indexNum=000013610/2018-00192&manuscriptId=047c54980196495ab95856cc4839f3cc.

3. 中华人民共和国国家卫生健康委员会.中华人民共和国国家卫生健康委员会公告(2020年第1号)［EB/OL］.http://www.nhc.gov.cn/xcs/zhengcwj/202001/44a3b8245e8049d2837a4f27529cd386.shtml.

4. 国家卫生健康委办公厅.国家卫生健康委办公厅关于印发新型冠状病毒肺炎防控方案(第五版)的通知(国卫办疾控函〔2020〕156号)［EB/OL］.http://www.nhc.gov.cn/jkj/s3577/202002/a5d6f7b8c48c451c87dba14889b30147.shtml.

5. 国家卫生健康委办公厅.关于印发新型冠状病毒肺炎诊疗方案(试行第六版)的通知(国卫办医函〔2020〕145号)［EB/OL］.http://www.nhc.gov.cn/yzygj/s7653p/202002/8334a8326dd94d329df351d7da8aefc2.shtml.

6. 国家卫生健康委办公厅.国家卫生健康委办公厅关于印发消毒剂使用指南的通知(国卫办监督函〔2020〕147号)［EB/OL］.http://www.nhc.gov.cn/zhjcj/s9141/202002/b9891e8c86d141a08ec45c6a18e21dc2.shtml.

7. 国务院应对新型冠状病毒肺炎疫情联防联控机制综合组.关于印发新型冠状病毒肺炎流行期间商场和超市卫生防护指南的通知(肺炎机制综发〔2020〕60号)［EB/OL］.http://www.nhc.gov.cn/jkj/s3577/202002/6a13deef74604f39a16390679d98283c.shtml.

8. 国务院应对新型冠状病毒感染的肺炎疫情联防联控机制.关于印发公共场所新型冠状病毒感染的肺炎卫生防护指南的通知(肺炎机制发〔2020〕15号)［EB/OL］.http://www.nhc.gov.cn/xcs/zhengcwj/202001/d9ae8301384a4239a8041d6f77da09b6.shtml.

9. 国务院应对新型冠状病毒感染的肺炎疫情联防联控机制.关于印发公共交通工具消毒

操作技术指南的通知(肺炎机制发〔2020〕13 号)〔EB/OL〕. http://www.nhc.gov.cn/xcs/zhengcwj/202001/2152d180f15540039ccd3c79d660c230.shtml.

10. 应对新型冠状病毒感染的肺炎疫情防控联控工作机制 . 关于加强新型冠状病毒感染的肺炎疫情社区防控工作的通知(肺炎机制发〔2020〕5 号)〔EB/OL〕. http://www.nhc.gov.cn/xcs/zhengcwj/202001/dd1e502534004a8d88b6a10f329a3369.shtml.

11. 国家卫生健康委员会疾病预防控制局 . 新型冠状病毒感染的肺炎防控公众预防指南汇编(一)〔EB/OL〕. http://www.nhc.gov.cn/jkj/s3578/202001/3a13637e1a9249a2b6047f34b772b5e6.shtml.

12. 国务院应对新型冠状病毒感染的肺炎疫情防控联控机制 . 关于印发不同人群预防新型冠状病毒感染口罩选择与使用技术指引的通知(肺炎机制发〔2020〕20 号)〔EB/OL〕. http://www.nhc.gov.cn/jkj/s7916/202002/485e5bd019924087a5614c4f1db135a2.shtml.

13. 国家卫生健康委员会疾病预防控制局 . 关于印发新型冠状病毒感染不同风险人群防护指南和预防新型冠状病毒感染的肺炎口罩使用指南的通知〔EB/OL〕. http://www.nhc.gov.cn/jkj/s7916/202001/a3a261dabfcf4c3fa365d4eb07ddab34.shtml.

14. 国务院应对新型冠状病毒感染的肺炎疫情防控联控机制 . 关于做好老年人新型冠状病毒感染肺炎疫情防控工作的通知(肺炎机制发〔2020〕11 号)〔EB/OL〕. http://www.nhc.gov.cn/lljks/tggg/202001/96e82ba8a14d41b283da990d39771493.shtml.

15. 应对新型冠状病毒感染的肺炎疫情防控联控工作机制 . 关于严格预防通过交通工具传播新型冠状病毒感染的肺炎的通知(肺炎机制发〔2020〕2 号)〔EB/OL〕. http://www.nhc.gov.cn/xcs/zhengcwj/202001/e5e8c983baba4c1589512e6c99fdaa4e.shtml.

16. 国家卫生健康委办公厅 . 关于印发医疗机构内新型冠状病毒感染预防与控制技术指南(第一版)的通知(国卫办医函〔2020〕65 号)〔EB/OL〕. http://www.nhc.gov.cn/yzygj/s7659/202001/b91fdab7c304431eb082d67847d27e14.shtml.

17. 国家卫生健康委办公厅 . 国家卫生健康委办公厅关于印发新型冠状病毒感染的肺炎防控中居家隔离医学观察感染防控指引(试行)的通知(国卫办医函〔2020〕106 号)〔EB/OL〕. http://www.nhc.gov.cn/yzygj/s7659/202002/cf80b05048584f8da9b4a54871c44b26.shtml.

18. 国务院应对新型冠状病毒肺炎疫情防控联控机制综合组 . 关于印发新冠肺炎流行期间办公场所和公共场所空调通风系统运行管理指南的通知(肺炎机制综发〔2020〕50 号)〔EB/OL〕. http://www.nhc.gov.cn/xcs/zhengcwj/202002/60b58b253bad4a17b960a988aae5ed92.shtml.

19. 国务院应对新型冠状病毒感染的肺炎疫情防控联控机制 . 关于做好儿童和孕产妇新型冠状病毒感染的肺炎疫情防控工作的通知(肺炎机制发〔2020〕17 号)〔EB/OL〕. http://www.nhc.gov.cn/xcs/zhengcwj/202002/de2d62a5711c41ef9b2c4b6f4d1f2136.shtml.

20. 上海市新型冠状病毒感染的肺炎疫情防控工作领导小组办公室 . 关于转发集中空调通风系统使用要求的通知〔Z〕.2020.

21. 上海市新型冠状病毒感染的肺炎疫情防控工作领导小组办公室.关于转发重点场所预防性消毒技术要点的通知[Z].2020.

22. 上海市新型冠状病毒感染的肺炎疫情防控工作领导小组办公室.关于上海市防控新型冠状病毒感染的肺炎疫情全面实施来沪人员健康筛查和重点人员隔离观察（留验）工作的通知[Z].2020.

23. 上海市卫生健康委员会.关于加强疫情期间医疗防护工作的通知[Z].2020.

24. 原中华人民共和国卫生部.卫生部办公厅关于印发《甲型 H1N1 流感诊疗方案（2010年版）》的通知.（卫办医改发[2010]79号）[EB/OL]. http://www.nhc.gov.cn/xxgk/pages/viewdocumc.jsp? dispatch Pai=& static VH=/zwgkzt/wsbysj/20/005/47250.shtml.

25. 原中华人民共和国卫生计生委.国家卫生计生委办公厅关于做好人感染 H7N9 禽流感医疗救治工作的通知（国卫发明电[2017]3号）附件：人感染 H7N9 禽流感诊疗方案（2017 年 第 1 版）[EB/OL]. http://www.uhc.gov.cn/yzygj/s 3593g/201701/zdbdbcbe 82dd4fdfa 57508499f6/cdfc.shtml.

26. 中华人民共和国国家质量监督检验检疫总局.GB 2626-2006 呼吸防护用品 自吸过滤式防颗粒物呼吸器[S].北京：2006.

27. 中华人民共和国国家质量监督检验检疫总局.GB 19082-2009 医用一次性防护服技术要求[S].北京：2009.

28. 中华人民共和国国家质量监督检验检疫总局.GB 19083-2010 医用防护口罩技术要求[S].北京：2010.

29. 中华人民共和国国家质量监督检验检疫总局.GB 19193-2015 疫源地消毒总则[S].北京：2015.

30. 中华人民共和国国家质量监督检验检疫总局.GB 30864-2014 呼吸防护 动力送风过滤式呼吸器[S].北京：2014.

31. 中华人名共和国住房和城乡建设部.GB 50365-2019.空调通风系统运行管理标准[S].北京：2019.

32. 中华人民共和国卫生部.WS 284-2008 人感染高致病性禽流感诊断标准[S].北京：2008.

33. 中华人民共和国卫生部.WS 286-2008 传染性非典型肺炎诊断标准[S].北京：2008.

34. 中华人民共和国卫生部.WS/T 311-2009 医院隔离技术规范[S].北京：2009.

35. 中华人民共和国卫生部.WS/T 367-2012 医疗机构消毒技术规范[S].北京：2012.

36. 中华人民共和国卫生部.WS 394-2012 公共场所集中空调通风系统卫生规范[S].北京：2012.

37. 中华人民共和国卫生部.WS/T 395-2012 公共场所集中空调通风系统卫生学评价规范[S].北京：2012.

38. 中华人民共和国卫生部.WS/T 396-2012 公共场所集中空调通风系统清洗消毒规范[S].北京：2012.

39. 中华人民共和国国家卫生健康委员会 .WS 628-2018 消毒产品卫生安全评价技术要求 [S]. 北京 : 2018.

40. 国家食品药品监督管理总局 .YY/T 0469-2011 医用外科口罩 [S]. 北京 : 2011.

41. 国家食品药品监督管理总局 .YY/T 0969-2013 一次性使用医用口罩 [S]. 北京 : 2013.

42. The National Institute for Occupational Safety and Health (NIOSH). 42 C.F.R. pt. 84 Approval of Respiratory Protective Devices [EB/OL]. https : //www.ecfr.gov/cgi-bin/text-idx?SID=5b26 66d4940f00b38d815af01a2e7044&mc=true&node=pt42.1.84&rgn=div5

43. European Committee for Standardization. EN 149 : 2001+A1 : 2009. Respiratory protective devices-Filtering half masks to protect against particles-Requirements , testing , marking [S]. Brussels : 2001.

44. Huang C , Wang Y , Li X , et al. Clinical features of patients infected with 2019 novel coronavirus in Wuhan , China [J]. Lancet , 2020 , 395 (10223) : 497-506.

45. Lu R , Zhao X , Li J , et al. Genomic characterisation and epidemiology of 2019 novel coronavirus : implications for virus origins and receptor binding [J]. Lancet , 2020.

46. Zhu N , Zhang D , Wang W , et al. A Novel Coronavirus from Patients with Pneumonia in China , 2019 [J]. N Engl J Med , 2020.

47. Cui J , Li F , Shi Z L. Origin and evolution of pathogenic coronaviruses [J]. Nat Rev Microbiol , 2019 , 17 (3) : 181-192.

48. 中国疾病预防控制中心新型冠状病毒肺炎应急响应机制流行病学组 . 新型冠状病毒肺炎流行病学特征分析 [J]. 中华流行病学杂志 , 2020 , 42 (2) : 145-151.

49. Li Q , Guan X , Wu P , et al. Early Transmission Dynamics in Wuhan , China , of Novel Coronavirus-Infected Pneumonia [J]. N Engl J Med , 2020.

50. Wang C , Horby P W , Hayden F G , et al. A novel coronavirus outbreak of global health concern [J]. Lancet , 2020 , 395 (10223) : 470-473.

51. Chan-Yeung M , Xu R H. SARS : epidemiology [J]. Respirology , 2003 , 8 (suppl) : s9-14.

52. Wit E , Doremalen N , Falzarano D , et al. SARS and MERS : recent insights into emerging coronaviruses [J]. Nat Rev Microbiol , 2016 , 14 (8) : 523-534.

53. Li W , Shi Z , Yu M , et al. Bats are natural reservoirs of SARS-like coronaviruses [J]. Science , 2005 , 310 (5748) : 676-679.

54. Chan-Yeung M , Xu R H. SARS : epidemiology [J]. Respirology , 2003 , 8 (suppl) : S9-14.

55. Ding Y , He L , Zhang Q , et al. Organ distribution of severe acute respiratory syndrome (SARS) associated coronavirus (SARS-CoV) in SARS patients : implications for pathogenesis and virus transmission pathways [J]. J Pathol , 2004 , 203 (2) : 622-630.

56. Zhong N S , Zheng B J , Li Y M , et al. Epidemiology and cause of severe acute respiratory syndrome (SARS) in Guangdong , People ' s Republic of China , in February , 2003 [J]. Lancet , 2003 , 362 (9393) : 1353-1358.

57. Song Z,Xu Y,Bao L,et al. From SARS to MERS,Thrusting Coronaviruses into the Spotlight [J]. Viruses,2019,11(1):59.

58. Cowling B J,Jin L,Lau E H,et al. Comparative epidemiology of human infections with avian influenza A H7N9 and H5N1 viruses in China:a population-based study of laboratory-confirmed cases [J]. Lancet,2013,382(9887):129-137.

59. Lai S,Qin Y,Cowling B J,et al. Global epidemiology of avian influenza A H5N1 virus infection in humans,1997-2015:a systematic review of individual case data [J]. Lancet Infect Dis,2016,16(7):e108-118.

60. Sutton T C. The Pandemic Threat of Emerging H5 and H7 Avian Influenza Viruses [J]. Viruses,2018,10(9):461.

61. Poland G A,Jacobson R M,Targonski P V. Avian and pandemic influenza:an overview [J]. Vaccine,2007,25(16):3057-3061.

62. Zeng H,Pappas C,Katz J M,et al. The 2009 pandemic H1N1 and triple-reassortant swine H1N1 influenza viruses replicate efficiently but elicit an attenuated inflammatory response in polarized human bronchial epithelial cells [J]. J Virol,2011,85(2):686-696.

63. Belongia E A,Irving S A,Waring S C,et al. Clinical characteristics and 30-day outcomes for influenza A 2009(H1N1),2008-2009(H1N1),and 2007—2008(H3N2)infections [J]. JAMA,,2010,304(10):1091-1098.

64. 张顺祥. 甲型 H1N1 流感流行病学研究进展[J]. 中华流行病学杂志,2009,30(11):1125-1130.

65. 史景红,向妮娟,张彦平,等. 中国 2009 年甲型 H1N1 流感大流行聚集性疫情分析[J]. 中华流行病学杂志,2012,33(1):62-66.

66. 李亚品,钱全,方立群,等. 中国大陆 2009 年早期确诊的 420 例甲型 H1N1 流感病例流行病学特征分析[J]. 中华流行病学杂志,2009,30(11):1102-1105.

67. Wang X,Jiang H,Wu P,et al. Epidemiology of avian influenza A H7N9 virus in human beings across five epidemics in mainland China,2013-17:an epidemiological study of laboratory-confirmed case series [J]. Lancet Infect Dis,2017,17(8):822-832.

68. Gao R,Cao B,Hu Y,et al. Human infection with a novel avian-origin influenza A(H7N9) virus [J]. N Engl J Med,2013,368(20):1888-1897.

69. Li Q,Zhou L,Zhou M,et al. Epidemiology of human infections with avian influenza A(H7N9) virus in China [J]. N Engl J Med,2014,370(6):520-532.

70. Yu H,Wu J T,Cowling B J,et al. Effect of closure of live poultry markets on poultry-to-person transmission of avian influenza A H7N9 virus:an ecological study [J]. Lancet,2014,383(9916):541-548.

71. Liu D,Shi W,Shi Y,et al. Origin and diversity of novel avian influenza A H7N9 viruses causing human infection:phylogenetic,structural,and coalescent analyses [J]. Lancet,

2013,381(9881):1926-1932.

72. Tanner W D,Toth D J,Gundlapalli A V. The pandemic potential of avian influenza A(H7N9) virus:a review [J]. Epidemiol Infect,2015,143(16):3359-3374.

73. Chen Y,Liang W,Yang S,et al. Human infections with the emerging avian influenza A H7N9 virus from wet market poultry:clinical analysis and characterisation of viral genome [J]. Lancet,2013,381(9881):1916-1925.

74. 朱仁义,郭常义,葛艺琳,等.结核分枝杆菌实验活动中个人防护现状调查与防护效果评价[J].中国消毒学杂志,2011,28(6):699-702,706.

75. 江宁,张玉成,季晓帆,等.上海市公共卫生应急人员口罩适合性情况调查[J].中国消毒学杂志,2019(7):516-518.

76. Healthcare Infection Control Practices Advisory Committee. Core Infection Prevention and Control Practices for Safe Healthcare Delivery in All Settings-Recommendations of the Healthcare Infection Control Practices Advisory Committee (HICPAC) 2017 [EB/OL]. https://www.cdc.gov/hicpac/recommendations/core-practices.html.